# 身心减负

## 如何过上自由又健康的生活

李海峰　徐珂　李珈◆主编

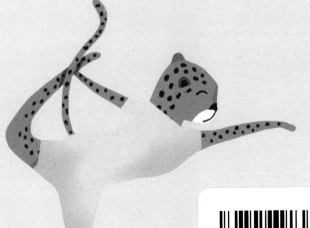

U0247344

华中科技大学出版社
http://press.hust.edu.cn
中国·武汉

图书在版编目(CIP)数据

身心减负：如何过上自由又健康的生活/李海峰，徐珂，李珈主编. —
武汉：华中科技大学出版社，2023.9

ISBN 978-7-5680-9990-5

Ⅰ. ①身…　Ⅱ. ①李…　②徐…　③李…　Ⅲ. ①减肥-基本知识
Ⅳ. ①R161

中国国家版本馆 CIP 数据核字(2023)第 160701 号

身心减负：如何过上自由又健康的生活　　　　　李海峰　徐珂　李珈　主编
Shenxin Jianfu:Ruhe Guoshang Ziyou you Jiankang de Shenghuo

策划编辑：沈　柳
责任编辑：沈　柳
装帧设计：琥珀视觉
责任校对：刘　竣
责任监印：朱　玢
出版发行：华中科技大学出版社(中国·武汉)　　　电话：(027)81321913
　　　　　武汉市东湖新技术开发区华工科技园　　邮编：430223
录　　排：武汉蓝色匠心图文设计有限公司
印　　刷：湖北新华印务有限公司
开　　本：880mm×1230mm　1/32
印　　张：7.5
字　　数：148 千字
版　　次：2023 年 9 月第 1 版第 1 次印刷
定　　价：45.00 元

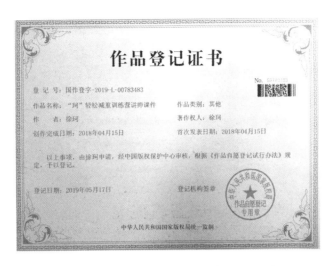

"珂"轻松减重训练营讲师课件作品登记证书

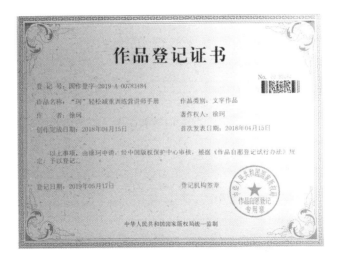

"珂"轻松减重训练营讲师手册作品登记证书

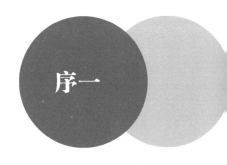

## 序一

## 增加内在的力量和选择

在我的认知里,教练、顾问或者导师都有着一个身份——支持者。当我们有更好的支持者时,我们就能因为被支持而变得更好。而"好"的标准,就是**增加内在的力量和选择**。

徐珂老师是 42 天"珂"轻松减重训练营版权课的创始人。在我们共同好友的多次建议下,我去寻找徐珂老师的支持。徐珂老师问我的第一句话是:"你真的要减重吗?"

很多人瘦不了,背后是有看不见的需求的。只有进入内在,去觉察,去放下,才有可能身心合一。我和徐珂老师在一次深聊后,居然直接减重 5 斤,我实实在在地感受到了情绪是有重量的。

当时,我聊的是自己创业上市未遂的经历,我看似轻描淡写地说公司在 3 年时间内从 4000 万注册资金做到总资产 50 亿,说自己如何在 2 个月内融资 6 个亿。徐珂老师只是静静地听着,而我察觉到了**情绪被看见、能量在流动、内在的资源被调动**。

徐珂老师让我看到减肥不是必选项。当今社会,我们都已经承受了那么大的压力,就不要再让减肥给我们制造压力了。在身心方面,我们需要的是减负。这也是最终我们把书名确定为《身心减负》的原因。

这本书是徐珂老师和她的嫡传弟子一起完成的。徐珂老师和李珈完成了理论部分的写作,其他老师则完成了实践案例部分的写作。整本书力求简单,我们希望达到的效果是不借助药物、理疗、器材、手术,做到自力可成。

我们都希望过上更加健康的生活,而这和我们的生活方式有很大的关系。这本书在心理、饮食、运动方面都提供了足够的依据,破除了很多认知误区和盲点,让我们能做出最好的选择。

我们要知道:快速减肥是不可信的,减肥可以简单,但不可以太快;大量运动并不能带来大幅度的减重,不要理所当然地认为"一分耕耘,一分收获";要对不科学的减肥方法保持警惕,哪怕朋友"安利"你"我试过,特好用";我们要学会敬畏生命,相信自己。

希望这本书能帮我们过上自由又健康的生活。

李海峰

2023 年 7 月 13 日

# 序二

## 42 天瘦身法是怎样面世的？

我是徐珂,是一名"70后",也是一名有21年培训经验的培训师和11年家庭及心灵成长辅导经验的导师。从2018年到2023年,我研发的42天减重训练营的课程收听人数达到35万人次,让8000多人成功减重,平均每人减重8.9斤。

参与者反馈最多的是:跟着训练营课程去做,减重一点都不难,反而很轻松愉快。不但收获了健康的身体,还收获了轻盈的心灵、不一样的思维方式。

不少人问我:"老师,你是怎么发现这么有效的方法的呢?"

要知道,我也曾经胖过。我研发这套方法,最初是为了帮助我自己。

和许多女性朋友一样,在生孩子前,我是个苗条的姑娘:身高164厘米,体重110斤。可是在经历了怀孕生娃后,我就像吹气球一样胖了起来。

很多人说,没关系,等你"卸货"后,会慢慢瘦回去的。后来我才发现,这句话根本就是骗人的。生完孩子后的4年时间里,我的体重一直在130斤以上,是个名副其实的胖子。如果只是因为胖了,身材不够好,我还能勉强接受,可是伴随着肥胖,一堆问题接踵而来:我变得特别容易累,每天无精打采,心情也很不好。在体检时,还查出了许多和肥胖有关的问题,比如高血脂、脂肪肝、潜在心血管疾病等。医生严肃地告诫我,先减肥,再不减肥,身体只会越来越差。

于是,为了瘦身,我开始尝试市面上所有能找到的方法,包括吃药、做运动、节食、吃代餐瘦身餐、做按摩理疗、使用号称能瘦身的机器……但是这些方法,要么对我没什么作用,要么在很艰苦地瘦了一点点之后,快速地反弹了,甚至变得比瘦身之前更胖。试过这么多方法后,我发现居然没有一个方法能减肥,更不用说能长期维持苗条的身材,我开始陷入深深的怀疑之中:为什么瘦身这么难?我要这样胖一辈子吗?我看着以前瘦瘦的自己的照片,感到非常无奈。

那段时间,我的个人生活也陷入了低谷。各方面的不如意,让我有了动力去学习和研究各类与心理学相关的学问。我师从李中莹老师、郑立峰老师、李珂老师……系统地学习了NLP(神经语言程序学)、家庭系统排列、大脑神经学等学问。在学习的过程中,我逐渐意识到一个问题:我做了那么多努力想瘦身,却没有效果,是因为什么呢? 我是否在内心有让自己胖的动力?

我开始回忆自己生孩子前的状态,和自己肥胖时期作对比,我发现自己胖是因为我有着相应的心理需求。我觉察到自己在当妈妈后,一心扑在照顾孩子和家庭上,喜欢操控和操心。别人的事,我都要"热心"地参与和付出,自己生活的辛苦和难过都靠忍,情绪的表达都靠逃,我每天告诉自己"我挺好",我甚至一度认为"黄脸婆"才是我的人设。有那么多需要我处理的事情,我也就需要更多的力量。"我没有资格享受美"的心理就表现在体型上,让我更重、更胖。我忽视了最根本的女性身份。

在工作和生活上,我和周围的人发生了很多冲突,从而造成情绪的起起落落。每次有不良情绪时,我习惯性地通过吃来安抚自己。于是,虽然我口头上说自己要减重,内心深处却在坚持着自己需要一个肥胖的体型。即使行动上少吃多动了,因为心灵没有得到满足,所以会觉得过程非常痛苦,结果是体重反弹了。

想清楚这点后,我下定决心重新瘦身。这次我要科学地运用心理学的方法,不仅要达成短期的瘦身目标,更要培养一种"瘦"的心态和思维方式,让自己轻松、健康地过好这一生。于是,我一边运用心理学的知识充实自己,一边开始了自己的瘦身之旅。在这个过程中,我很自然地调整了自己的生活方式、饮食习惯,最后用

60天的时间,轻松减重20斤。我发现身体的轻松也带来了心灵的轻松,在整个过程中,我一点都不痛苦,非常愉快,并且在2011年减重成功后,我一直轻松地维持着这个体重和体型,直到今天。

我减重成功后没多久,我身边的朋友和一起学习心理学的同学一见到我就惊呼:"你怎么瘦了这么多?你现在身材怎么这么好?"包括我的老师李中莹老师、李珂老师,他们都很好奇,我是怎么减重成功的。听说我是运用心理学的方法成功减重后,他们便鼓励我把减重的方法分享给更多人。我一直认为心理学不应该是看不见的学问,而应该有看得见的效果。如何把心理学知识运用到生活中,这次分享就是一次好的尝试。

随着分享次数的增多,我慢慢琢磨出一套适用于所有人的瘦身方法,并研发出了线上42天减重训练营,同步注册了国家版权课程,并培养瘦身导师。这套方法的核心是通过对大脑思维网络的创新、心智模式的转变、心灵空间的觉察,实现心理减重,从而达到调整饮食和减重的目的。

这套方法的好处是自力可成:通过你自己的日常觉察、意识调整,从而自然地实现生活习惯的转变,达到健康减重的目的,不需要借助任何外在的药物、器材、理疗手段。用训练营受益者的话来说,就是"听课,照做,就轻松地瘦下来了","这是瘦身过程中最愉快、最有效果的一次","这是我最后一次瘦身"。

因为这套方法的效果好,在很多参与并受益的学员的传播下,越来越多的人参与其中。在这个过程中,我接触了许许多多有瘦身需要的朋友。我深深地感受到,这个时代有瘦身需要的朋友太多了,但是健康有效,还有长期效果的方法太少了!在现代社会,体重超标人群的数量之庞大超出了我的预期,体重超标带来的健康问题更是让我触目惊心。

为什么情况会是这样的呢?这和我们的社会发展阶段有很大关系。回首往昔,国人经过百年的奋斗,历经战争、社会变迁和自然灾害,而后40多年的改革开放让经济复苏,我们的生活环境、温饱水平都有了明显改变,我们在向着世界强国的目标进发。随着经济越来越发达,吃饱饭对人们来说不再是问题。多数家庭可以保证顿顿有肉,吃得特别好。在一个"民以食为天"的安宁和谐社会中,放眼周围,满大街都是各类小吃、奶茶、中西饭馆……随便进超市走一走,看到的都是好吃的、好喝的,花样翻新不说,还有各种广告吸引你购买,诱惑着你的味蕾。但是,沉浸于美食的我们还没有培养出健康的饮食习惯,于是,在各种美味食物的包围之中,我们的体重越来越重,健康风险逐渐增加。

正因为如此,42天减重训练营自开办以来,我一直坚持"尽可能帮助所有人"的理念。首先,参与过训练营的朋友都知道,只要认真参与,这个训练营实际只要几十元的费用,所以从花费上来说,这套方法是真正实现了人人学得起、用得起。其次,这套方法的背后虽然有高深的心理学、系统整合方法、脑神经科学的原理,但是在理解和操作上,是适用于所有心理学"小白"的。我一直认为,心理学作为一门应用学科,它对我们每个人的影响实在太大了,所以心理学不应该高高在上,而应该落地,更好地为大众服务。42天减重法就是一次把心理学落地到生活之中的成功尝试。这是一套"小白"也能使用的方法,从难度上来说,可以保证人人学得会。最后,也是最重要的,是我期待通过减重,让更多人去关注心理健康。

一个人长期肥胖,会很难有自信,很难保持一个健康的心理状态。我希望能通过42天减重法,帮助大家重新找回快乐和信心。

从表面上看,肥胖是个身体层面的问题,但就我这么多年的经验来看,每一次发胖的背后,是心理因素在起作用。我们往往从身体层面入手,想通过少吃多动瘦下来,可如果心灵中的核心问题不解决,再次变胖不过是时间问题。从这个角度来说,身体的重,体现的是心灵的不可承受之重,我们想要实现身体的减重,就必须先为自己的心灵减负。

好的方法应该服务更多人,我身边也有越来越多的学员建议我出书,将方法分享给更多人。

这个时候,我遇到了李珈老师,她也是42天减重法的体验者和受益者,身高174厘米的她共减重38斤。李珈老师曾留学德国,并取得双硕士学位,爱好中医,博采众长,如OH卡、NLP……她也是一名擅长课程开发和项目管理的优秀管理咨询师和培训师。当我诚心邀请她一起执笔时,她欣然答应了。为了更全面地用文字呈现课程的核心原理和效果,我们筹备了11个月,反复研讨,访谈学员120多人。

就在我们一起筹备的过程中,市面上出现了多个42天盗版课程。42天减重法是注册了国家版权的课程,但某些无良淘宝商家,打着"导师"的旗号,盗用"42天"的标志,将课程对外报价9999元!

这不仅不尊重知识产权，不尊重原创者，更和我们想帮助更多人获得身心健康的理念背道而驰。盗版会损害消费者和学员的利益，盗版中传授的错误知识还会误导和伤害消费者。

我们会在这本书里，完整而毫无保留地给大家呈现42天健康减重的核心原理和操作方法，帮助大家理解和掌握身心合一的瘦身技巧和知识，在瘦身的路上，越走越好。我希望你通过学习和实践42天减重法，能打通一条通往你内心的道路，掌握轻松瘦身的思维方式，拥有自信健康的心灵。就像42天健康减重的受益者说的："瘦身这么难的事，我都这么轻松地做到了，还有什么是我做不到的呢？"

在此，我要特别感谢我的恩师李中莹先生。从2005年起，我跟随他学习NLP神经语言程序学，借助NLP，我了解到每个人心智模式成长的重要性和方法，我也利用减重这个话题，帮助肥胖人群有效地改变信念和提高能力，在拥有健康身体的同时，也拥有良好的家庭关系。"传播好学问，幸福中国人"是恩师的使命，也是我的使命。

感谢郑立峰老师。从2012年起，我跟随他系统学习了家庭系统排列的知识。通过学习家庭系统排列的知识，我发现，每个人胖的背后都有家庭中不易觉知的爱。运用系统排列的技巧，我让学员在减重的过程中，看见家人、看见爱，让大家多一个幸福的选择。

感谢李珂老师、罗秋兰老师，他们在课程上给了我很多指导，亦师亦友的她们在我每次局限在自己的思维中时，总能第一时间看清我的短板和提升方向。在课程研发和导师成长的道路上，如果没有她们温和而坚定的指引，便没有今天的我。

感谢劳莘老师，是他一直鼓励我将这门课程出书分享，以帮助更多的学员。在本书写作的过程中，我有过无数次退缩、拖延，甚至想放弃的念头。他始终用他的专业严谨来支持和督促我前行，直到书稿完成。没有他，就没有这本书的面世。

感谢我的伙伴邱丽芬老师，感谢我的家人、朋友、学员们，你们见证了心理学落地后的效果，让心理学成了"看得见的学问"。

祝大家成功！

徐珂

42天减重法版权课创始人

2023年6月18日

序三

## 42 天减重成书的故事

我是李珈，是一名"70后"，是从德国留学归国的双硕士管理咨询师和培训师，也是42天减重法的受益者——身高174厘米的我共减重38斤。

我15岁就长到了174厘米。那时候，我还是业余体校的一名排球运动员，因为天天训练，肌肉线条明显，体脂率低，拥有特别漂亮的6块腹肌和马甲线，加上大长腿，经常被人说是"行走的衣架子"，拥有令人羡慕的"模特身材"。

可惜这一切随着我进入社会、开始工作就离我远去了。好在那个时候,我的体重还在标准范围之内。我在国内一所985大学的工科专业就读,当年是保送入学的,但专业不是我自己喜欢的,而是学校分配给我的,最后虽然顺利毕业了,但因为不适应工作方向,所以在毕业3年后,我去德国留学,换成了文科专业。我父母只是普通的工薪阶层,留学期间的费用基本靠我勤工俭学,压力大加上只能吃最便宜的东西,那段时间,我除了收获图书学和管理学两个专业的学位证书,体重也增加了20斤。

我回国工作时都30多岁了,事业的压力不小,所以顾不上减重,我又投入管理咨询与培训的工作中。这份工作需要经常出差,长期熬夜加班,还因为要处理大客户的很多事情,所以人际关系的压力也特别大。我的常态是出门就在天上飞来飞去,落地就进培训中心处理工作,经常是白天在外胡乱应付一顿,晚上觉得压力大或者心情不好,就喝可乐、吃零食。特别是有几年,我负责高管领导力项目,我负责的客户都是各大型企业的老总,经常有各种聚餐。我印象最深的一次是出差9天,吃了11顿大餐,餐餐都是大鱼大肉,吃完了回招待所加班,和同事对着一堆零食一边吃一边写方案。这样几年下来,我从之前的"模特身材"变成了体重160斤的"高大壮"。

刚回国时,走在路上,我还会遇到男性主动跟我搭讪,等我变成"高大壮"时,都没人正眼看我了,我真的觉得自己已经成了没有性别的"社畜"。更可怕的是,后续我的腰椎间盘突出发作,导致腿部疼痛麻痹,时不时无法行走。2019年春节过后,我的体重更是达到了174斤的史上最高值。漂亮的衣服与我无缘了,而且我上个楼都喘不过气来,早上刚睡醒就困,晚上吃到停不下来,更可怕的是体检查出了高血糖、高血脂、中度脂肪肝、心率紊乱等问题,医生指着报告单说:"你这体重,腰就算撑得住,心血管病和肝硬化也不远了。"

减重嘛,我懂,不就是少吃多动吗!据说运动减重最健康,我曾经是运动员,还不会运动吗!于是我跑去办了健身卡,可是下了班,我累得直接躺平,健身房就没去过几次,浪费了好几千块钱。

多动不行,那就少吃呗。可是一想到我要挨饿,不能想吃就吃,告别巧克力、可乐、奶茶、烧烤、猪蹄、螺蛳粉、火锅、排骨、薯片、泡芙……我就退却了。不能吃,人生还有什么乐趣呢?加班熬夜还不能想吃啥就吃啥,被甲方爸爸训成狗,却不能用甜食安慰自己,一个人出差的路上没有饮料相伴,还有什么意思?

一时间我左右为难,天天喊减重,实际上还在日益肥胖的老路上。

这段时间,我因为工作需要,要研究成人学习心理,于是专门去学习了NLP、简快积极心理学、健脑操等课程。在课程中,一位同学给推荐了线上的42天瘦身训练营,说是通过心理学方法能轻松减重。我认真研究了一下课程介绍,觉得还是靠谱的,因为我身边的确就有通过这个训练营成功减重的朋友。于是在2019年4月,我开始了我的 42 天瘦身之旅。

瘦身的过程不是一蹴而就的,我的心态几经波折。

一开始,我还是有点怀疑的,这个方法真的有用吗? 饮食还是要有改变,我能坚持吗? 但是开始按要求听网课、记笔记、打卡后,我感觉还挺不错。特别是按课程要求照做后,我发现每天早上称体重,数字都在降,那种成就感别提有多好了! 第一期训练营好像很容易就坚持下来了,成功减了 16 斤。不仅如此,我还自发地开始研究各种营养学知识,研究怎么吃得健康、愉快,以前设想的不能吃的痛苦完全没有。每当周围有朋友惊讶地问我"怎么瘦了这么多?"时,我都会欣喜地和对方分享瘦身知识,完全把瘦身当作了一种乐趣。

第一期训练营结束后,我的体重仍然不符合健康标准,所以我又加报了第二期。但这期一开始,我就遇到了瓶颈,卡在 78 公斤一动不动,卡了 3 周。我的心态特别崩溃,又开始怀疑,这个方法是不是只是短期有效呢?

还好训练营的群友每天都在鼓励我继续打卡坚持,我没有轻易放弃。这时候,训练营的导师徐珂老师也注意到了我的情况,单独给我做了指导,她的指导竟然是让我找我父亲要一个礼物。这和瘦身有什么关系? 我完全没理解,但是我还是照做了。

没想到,当我向父亲提出要求买一条金项链时,父亲直接把他的退休金银行卡给我了,让我随便刷。我开玩笑说:"那我可就花光了啊!"父亲说:"我的钱存下来,不就是给家里人用的吗?"听到这句话,我心里一酸,忍不住流泪了,原来我的父亲这么爱我。

回想起来,小时候,家里的条件不好,早早懂事的我好像从来没向父亲主动要求买过什么贵重的东西,更别提金项链这种贵重的首饰了,于是小时候的我得出了一个结论:我没资格得到我想要的东西,我没资格满足自己的需要,甚至我得到父亲的爱也是有限制、有条件的。但我的心灵一直需要这份父爱,需要好好满足自己的心灵需求。这个礼物告诉我,父亲会给我祝福和力量,带我突破了那个"我没资格活好"的心理障碍,心灵的枷锁被打开,心灵的重负减轻了。

神奇的是,在这件事之后,我的体重又开始哗哗往下掉了。

不仅如此,我通过训练营,日常也有了更多对自己内心的觉察,比如,压力大的时候会想吃东西,我会告诉自己该面对压力,应该去解决问题,而不是靠吃来糊弄自己;别人向我提要求,我的讨好型人格冒出来时,我会在觉察后鼓起勇气 say no,和对方讨论我能接受的方案,而不是带着委屈去满足别人,然后用吃来缓解情绪;工作上被"甩锅"后,我能为自己说话,寻找协调方案,而不是愤怒、无奈地狂吃;甚至在一些独自出差的夜晚,我也知道自己想吃是因为寂寞,想疼惜自己,于是我不会点宵夜外卖,而是和家人、朋友打个电话,听听好听的音乐,设想一下工作结束后怎么好好地玩耍和放松。

瘦身的过程,是一个觉察自己的过程,是一个和自己对话的过程,是一个学着好好爱自己的过程。

当然,在这个过程中,训练营的伙伴们和徐珂老师的指导是必不可少的。

我记得我的减重之旅在进入第 8 个月时,体重已经基本维持在 66 公斤的标准水平,比我大学毕业时还苗条。可是突然有一次,在正常饮食的情况下,体重在 2 天内猛涨了 5 斤。这次,徐珂老师给我出了个主意:"给家里人打个电话,聊聊你的压力吧!"

于是,晚上 8 点,我拨通了家人的电话。当爸妈出现在视频那端时,我告诉他们:"我觉得工作上有点压力……"然后突然情绪就崩溃了,号啕大哭。我一边哭,一边很委屈地发现,原来我一直没有接纳我听力受损的事实。

我小时候,因为生病用药,导致听力严重下降,到需要戴助听器的地步,所以我虽然掌握两门外语,却无法实现自己做外交官的理想。虽然我最终选择了培训师作为终生职业,事业也发展得不错,但是在这个选择背后,我还有深深的无奈、愤怒和委屈没有表达出来,一直压在心里。

那次情绪爆发,我断断续续哭了一个半小时。情绪宣泄以后,该睡觉了,我吃惊地发现,一场大哭让我的体重掉了 3 斤多!第二天睡一觉起来,我的体重更是恢复到了原来的 66 公斤。原来一个心灵包袱能有 5 斤的重量!

距离减重成功已经有 3 年多了, 我仍然轻松地保持着健康体重。我完全认可了 42 天减重训练营的理念, 也完全看到了它的效果。有一天, 在看到一份国内肥胖者的健康数据后, 我深觉助人健康瘦身是一件很有意义的事, 而线上训练营收费再低, 参与的人数总是有限的, 所以我建议徐珂老师把这个好方法写成书, 让更多人能学到。

李珈

2023 年 5 月 23 日

目录

## 第四章 实战案例——版权课程老师的真实经历

第一章

# 了解你的大脑后，
# 瘦下来很容易

o 进食之后，先存后用；脑、心优先。

o 胖的本质作用：储备不时之需。

o 瘦的本质：消耗库存。

一提起减重瘦身，大家想到的就是少吃多动。我自己瘦身期间，研究了进化心理学的胖瘦原则，才理解这个少吃多动是怎么来的，到底是个什么意思。

人类进入文明时代只有几千年，而智人已经有几千万年的历史。从身体上说，我们首先是动物，而且属于哺乳动物。动物没有现代人这种不愁吃喝的生活条件，它们每天活动的首要任务就是吃，以保证身体所需。如果我们去看人类生存、发展、进步的过程，始终可以看到饥饿的影子。历史证明**只有在水土肥沃、食物充足的地方，才能诞生出璀璨的文明。饥饿也是促进技术进步、社会变革的动力。**

人一旦摄入食物，身体的第一反应是把能量储存下来，而不是直接消耗完。在有食物的情况下，身体一定要尽可能多地储存能量，这样才能保证在没有食物时不会马上饿死。**身体之所以需要用饥饿感来逼迫我们吃饱肚子，就是要让我们体内储备的能量维持在一个合适的水平，不出现能量的短缺。**储存在体内的能量会在机体活动中被逐渐消耗，当能量储备的补充速度和能量消耗的

**速度相等的时候,机体就处在一种健康的平衡状态。**凡是没有这个储存功能的动物,早就在进化的过程中被淘汰了,所以我们的祖先传给我们的身体运作的模式,就是"先存后用"的模式。

在此之前,我们可以看看其他动物是怎么生存的,这样能更好地理解这个原理。比如棕熊,它们一般生活在冬天比较冷的地方。一入冬,食物严重匮乏,为了减少消耗,棕熊就开始冬眠,一整个冬天都没有东西吃。为了不饿死,棕熊的方法就是在入冬前尽可能多吃,而且身体会大量存储脂肪,养出一身肥肉。如果有一只熊的身体出问题了,变成"狂吃不胖",那会发生什么事呢?很可能它在冬眠中途饿了,得出来找吃的,天寒地冻没吃的不说,身体还没有能量储备,肯定熬不到开春了。

人的身体机能的原理和棕熊是一样的。我们的文明只有不到一万年的历史,而身体的进化已经历了几百万年。我们身体的一切功能都是为了适应大自然的环境,为了在各种极端自然条件下,生存下来。"胖"的作用就是为了"备战",以备不时之需。能活到今天的人类都是进化过程中的冠军。一吃就胖的基因,是保证我们今天还能在地球上活着的前提条件。

那在什么情况下我们会瘦呢?就是通过生命活动的消耗。棕熊哪怕在冬眠,它的心跳、呼吸、血液循环这些也是需要消耗能量的,所以你如果喜欢看动物类的节目,你会看到睡了一个冬天的棕熊,会变成一只"瘦熊"。这些不动也在进行的基本生命活动,是基础代谢。如果棕熊还要找猎物、交配、繁衍，就需要消耗更多的能量。如果棕熊遇到森林大火，食物变得很少，它就会一直瘦瘦的，没办法长胖，因为它的消耗远远大于摄入。

现代人这么容易发胖，最重要的原因就是我们几乎不再会遇到食物短缺的情况。不但没有食物短缺，反而为了满足大众的口舌之欲，我们还创造了很多自然界没有的高热量食物。你不仅不用挨饿，还每顿吃得很香，摄入大量的热量，而每天的消耗就那么点，怎么可能不胖呢？当你了解了这个原理，你就知道"瘦身规律"其实很简单：

瘦——能量消耗＞能量储存

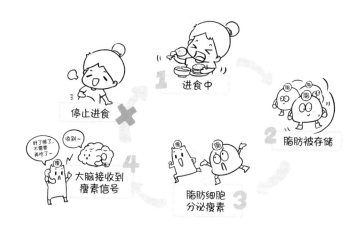

人脑如何知道要储存（进食）或者消耗能量？在我们的脂肪组织和大脑之间，一定存在某种信息交流的渠道。科学家们成功找到了这种激素，并把它命名为瘦素。

想象一个情景，我们在酒足饭饱后，脂肪开始堆积，并会释放大量的瘦素到血液中，这时大脑发出指令："好了，够了，不需要再吃（储存）了。"同时提高全身细胞的代谢率，把多余的能量消耗掉。而当饥饿感出现的时候，一切就是相反的：瘦素水平降低，大脑里的另一群神经元被瘦素降低的信号激活，登上了舞台中央。它们对你大脑里负责进食的区域发出的命令则是："能量不够了！大家迅速行动！吃起来！"于是你接收到了信号，开始了进食行为。

**如果摄入的能量长期跟不上机体需求，我们之前储存的脂肪将被消耗，会导致你日渐消瘦；相反，当能量摄入和储备持续超过能量消耗，你的体脂量就会大大增加，或者说你的脂肪就会堆积起来，最终导致肥胖。**

"瘦身规律"很清楚地告诉我们，想瘦只有两个途径：

一个是增加消耗，一个是减少摄入。

增加消耗，就是需要增加我们日常生命活动的整体消耗。生命活动有两个最重要的消耗方式：一个是肢体活动，我们走路、跑步、站立……这些都有一定的消耗。

很多人一想到瘦身减重就想到运动，但是体育运动这种消耗是最需要我们去额外付出的，很容易产生机体的疲惫，消耗的能量也非常有限。跑步 60 分钟消耗的能量只需要吃几块饼干或者喝半杯奶茶,就能补上。

除了身体消耗,我们人类和其他动物不同,还有一个消耗方式就是脑消耗。人类的大脑是生物界里独一无二的存在。人类大脑的平均重量在 1400 克左右,当我们的身体保持静止,只维持基础的呼吸、消化和体温时,身体供应给大脑的能量竟高达 20%～25%。这些能量主要是以葡萄糖的形式被消耗的。大脑成为身体里最消耗能量的器官——尽管它的重量只占人体体重的 2%。对于女性来说,这意味着大脑每天会消耗 350 千卡的能量,而男性则是 450 千卡。孩子的大脑更加饥饿。杜克大学的道格·博耶尔是一名进化人类学副教授,主要研究灵长类动物起源的解剖学、生理学变化。他表示,五六岁的小朋友,每天大脑消耗的能量超过了 60%。

瘦身的第二条途径是减少摄入热量。减少摄入热量就意味着我们要调整日常饮食。事实上,我们不仅会因为饥饿感而进食,也会因为"喜欢"而进食,而在我们喜欢的食物中,大多数都是高热量食物。如果我们每天继续嗨吃,只会继续发胖。可是我们前面也提到过,在进化的过程中,我们每个人都有一吃就胖的基因,所以想通过强制性地节食、不吃来减少摄入,对我们来说,都是那么困难。

读到这里,你可能就发现了,如果只是强制性地要求自己少吃多动,瘦身将会是一个多么违背规律的过程。过往,你瘦身无法成功或者减重成功后又反弹,都是情有可原的。如果你曾经对自己失望,请你停下对自己的批评,因为这真的不是件容易的事。同时,我也请你带着信心继续读下去。因为减重和维持体重,只要找对方法,会是一件很轻松的事,你肯定也可以做到。

# 为什么心理学能减肥？

## 身、心、脑的关系

　　既然人类在进化过程中具备了"先存再用，一吃就胖"的机能，靠意志力运动、节食都特别困难，我们怎么可能轻松瘦身呢？好消息是，人类的身心结构比动物复杂得多，只要能理解人类的身心结构，我们就能找出轻松减重、持续苗条的方法。

　　人类和其他动物只依靠本能来生存不同，我们有非常复杂的大脑结构，我们的身体除了能够应对吃、喝、排泄、睡眠这些基础的生理需要，还发展出了复杂的情感体系和社会角色的功能。人类的身心结构，简单来说可以视作"心—脑—身"三位一体的结构。

　　"心"是指我们的情感情绪和内心感受。心和我们的社会角色、内心信念密切相关，对我们的生存和发展具有关键的指导作

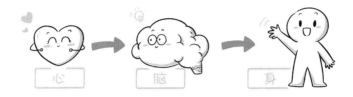

心 → 脑 → 身

用。比如,你今天走在路上,突然目睹一场很可怕的车祸,你很可能会感到害怕、惊慌失措。这种恐惧就是心的提醒,告诉你要注意交通安全,保护好自己。如果今天你和恋人在一起相处得特别甜蜜,这份快乐也是心在告诉你,这种爱的感觉对你很重要。但如果有一天你和恋人吵架了,甚至失恋了,你会感到悲伤、心痛,你不再是对方的男女朋友,这个角色的变化和痛苦的感受,都会对你产生影响。

我们人生的真正推动力不是理智,而是心。心灵的感受是决定我们行动的根本动力。心有了感受,有了决断,就会下指令给"脑"。而脑就像电脑的 CPU,负责接收心的指令,传达给身体,使身体做出相应的反应。比如,你因为见到车祸非常害怕,可能下次当你走在离车辆特别近的地方时,就会不由自主地感到紧张,想离得远点。就算朋友告诉你其实没关系,只要走在人行道上,一般来说就是安全的,但你还是可能想走在人行道的里面,尽可能远离车辆。如果有人在感情上伤害了你,很可能你会在很长一段时间里不想谈恋爱。因为想到恋爱就觉得伤心,害怕再次受伤,直到你内心的伤痛得到了修复。这期间,不管有多少人劝你"放下过去,理智看待感情",恐怕你都很难做到。

所谓靠意志力和理性,就是认为脑才是我们成功的关键,所以现代人会特别看重工具和方法,看重知识,看重智商。但是最后,我们会发现,只用脑子,不关注心,最后的结果往往是"道理我都懂,但依然过不好这一生"。减重瘦身也是这样,明明知道需要少吃多动,但是因为心灵不支持,最后总是非常痛苦,导致坚持不下来。

"三位一体"脑结构理论是美国神经科学家保罗·麦克莱恩于1990年提出的。这个理论指出,人类的神经系统由三个相对独立的脑系统组成,分别代表了不同的进化阶段:爬虫脑、情绪脑和皮质脑。

爬虫脑是最基本的脑部结构,也称为脑干、原始脑、本能脑、脊椎动物脑,是哺乳动物大脑中最古老和最基础的部分。它负责基本的生命功能,如体温调节和本能反应(逃跑、攻击和性繁殖等)。爬虫脑出现在大约5亿年前,当时的生物还是非常简单的单细胞生物。随着时间的推移,这些单细胞生物逐渐进化成了多细胞生物,并最终发展成了脊椎动物。根据研究,爬虫脑的神经元数量在3000万到5000万个之间。

情绪脑是在爬虫脑的基础上进一步进化的产物,也称为边缘系统或古皮质。它出现在大约2亿年前,是哺乳动物大脑中相对古老的部分,早在爬虫动物时期就已经存在。它负责情感、动机、记忆和本能行为(食欲、性欲、母性行为等)。情绪脑与我们的情感生活密切相关,如恐惧、愉悦、愤怒和悲伤等情绪都源于它。根据研究,情绪脑的神经元数量在2亿到5亿个之间。

皮质脑也称为大脑皮层或新皮质,是哺乳动物大脑中最发达和最晚进化的部分。它出现在大约250万年前,当时原始人类刚刚出现。它负责高级认知功能,例如思考、规划、决策、学习和记忆等。这些功能使我们可以进行复杂的思维活动,如解决问题、制定计划和进行思考。根据研究,皮质脑的神经元数量大约是100亿个。

麦克莱恩的理论为理解人类神经系统和行为做好了框架,同时也为神经科学和心理学的研究提供了基础。

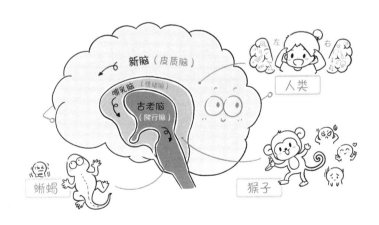

懂得了这个道理，我们就知道：不管做什么事，都需要先理解我们的心，用科学的方式与心对话，实现心、脑、身三位一体的统一，只有这样人生才可能轻松、成功、快乐。

## 瘦身核心——理解心灵

很多人瘦身失败，是因为忽视了心灵的需要。心脑闹矛盾，身体干脆躺平，事情越变越糟糕。

那么，我们该如何去说服心灵和大脑，让它们能更好地服务于我们的需要呢？第一步还是上面提到的，一定要先理解我们的心——读懂我们内心的需求。

### 情绪是心灵的语言

让我们看看，到底什么是情绪，为什么说"情绪是心灵的语言"。

"情绪"一词的拉丁文是motus，意指"运动"。情绪是发生在我们每个人身体内部的一系列的生理与心理反应。为了方便区分，我们给它们取了不同的名字：同样是心跳加快，中彩票时的心跳加快,我们说是"兴奋",但考试前的心跳加快,我们称作"紧张"。为什么我们的心跳会加快呢?因为我们遇到事情时,大脑神经系统会分泌一系列的神经递质,最终它们会共同产生一系列生化反应,带来心跳加快的结果。

有意思的是,如果某种情绪是我们期待的、能接受的,我们就把这种情绪称作"正面情绪",比如平静、快乐、喜悦;如果某种情绪是我们不期待的、难以接受的,我们就称之为"负面情绪",比如悲伤、痛苦、沮丧。但其实情绪没有好坏之分,情绪和心跳、呼吸、消化一样,是我们每个人必不可少的一种身心反应。

达尔文认为"情绪是生物在进化过程中产生的一种适应性产物",比如羚羊见到狮子后,会因为害怕而逃走,"怕"在提醒羚羊"有危险,快逃"。你的工作让你很开心、有成就感,说明这份工作对你是有价值的、合适的,"喜"是告诉我们"这样就对了,请继续坚持"。被人欺负了、国家被侵略了,我们就会愤怒,"怒"是为了告诉人们要生出力量……每一种情绪就好像一个信使,为我们传递着身心的需要。如果我们正视情绪,就会知道自己的身体和心理处在怎样的状态,我们还需要什么,从而能采取正确的行动;如果忽视情绪,只按别人的标准或者所谓的"理性"去行动,你就会和自己的身心失联。

情绪、生活方式和疾病是密切相关的。积极情绪代表我们在一种符合身心需要的状态下,可以促进机体活动的良性循环,对心血管有保护作用；而当我们的身体面对愤怒、抑郁、焦虑等消极情绪时，身体为求自保，会停下很多常规的生理活动。一般情况下，在可控范围内的消极情绪不会对我们的身体造成影响，不会致病，身体会通过增强交感神经活动和改变神经内分泌活动等进行适应性调节。但如果我们长期处在消极情绪中，就会对健康产生很大的影响。比如长期处在压力和焦虑中，人们很容易患上胃病和心血管疾病，还容易发胖，加速衰老。

可惜的是，很多人从小把负面情绪视为洪水猛兽，视作是需要"干掉"的问题。如果负面情绪干不掉，就用吃东西来缓解。可是你要知道，负面情绪通常比正面情绪更有价值，因为它们在告诉你：现在有些事情必须作出改变了。如果你视而不见，或者用吃去代替感受，逃避解决问题，你怎么可能实现内心所愿呢？

下次，当你的情绪来敲门时，请你打开心扉，欢迎它的到来吧，因为不管你喜不喜欢它，它都是如此忠诚，它传递给你的，是通向健康、快乐的指南。

## 理解神经递质，理解心灵需要

前面我们提到过，人具有心—脑—身的身心结构，我们的情绪也受到心、脑、身三者的共同影响。从身体的角度来说，中医认为

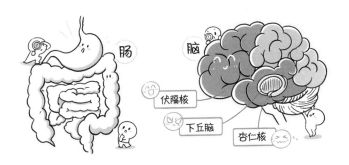

人有七情：喜、怒、忧、思、悲、恐、惊，这些喜怒哀乐的变化发生在我们的身体内部，主要由大脑和肠主管，比如下丘脑主管愤怒和喜悦，杏仁核主管恐惧，伏隔核主管快乐和成瘾，用电刺激这些部位，就会引发相应的情绪反应，如果加以破坏，人就会丧失一部分情绪能力。近 10 年来，欧美科学家对肠道进行的研究表明，除了大脑，我们的肠子里也密布着情绪感知神经元，所以我们还拥有一个"肠脑"。难怪我们心情好的时候会吃啥啥香，心情不好的时候容易得肠胃炎，在长期高压下，甚至会得"肠易激惹症"。

大脑和"肠脑"的情绪感受又是受神经递质影响的。例如，幸福、喜悦等积极情绪会促进内啡肽、多巴胺、催产素等"快乐元素"的分泌，而这些物质又会带来积极的情绪体验，从而形成一个良性循环，提高细胞代谢修复和身体自我恢复的能力。与此相反，悲伤、愤怒、恐惧等不良情绪也会和去甲肾上腺素、皮质醇等"消极元素"形成恶性循环，降低淋巴细胞修复人体的能力。

这个过程就像我们做菜,加入番茄、鸡蛋、油盐等,经过烹饪后,炒出了一道菜。不管每个人的做法有什么细节上的不同,我们都会把它叫作"番茄炒鸡蛋"。我们加入的菜、调料就是我们大脑和神经系统的神经递质,它们共同产生的心理感受,我们会用"喜怒哀乐"来命名。情绪也像我们中国人丰盛的餐桌一样,是一个大家族。据统计,中文中常用的情绪名词竟然有700多种,不知道你是否都体验过呢?

下面让我们来看看,对肥胖、暴食最有影响力的6种神经递质有哪些,它们分别起什么作用,以及它们是如何被我们的心灵操控的。

### ● 5-羟色胺(血清素)

说到5-羟色胺,大家或许会感到陌生,它还有个名字可能熟悉的人会多一些,叫作血清素。得过抑郁症的朋友可能会知道它,因为抑郁症的生理表现就是血清素分泌不足。血清素能带给我们平静、安宁的感受,如果它是住在我们身体里的人物,那么它的名字应该是"静静"。

身体里的血清素90%都在消化道里,主要作用是调节我们的消化道。大脑中的血清素其实只占身体里全部血清素的2%,发挥着神经递质的作用。其余8%的血清素在血小板里,主要起到的是止血和收缩血管的作用。

血清素对我们的情绪有什么影响呢?

当我们感到焦虑和抑郁,甚至恐惧时,比如孩子面对重要的考试,会很紧张,有压力,于是身体内的皮质醇会增加。这时,能让孩子感受到平静的是血清素。很多朋友心情一不好就会暴饮暴食,因为吃东西会刺激消化道多产生一些血清素,帮助消除心跳加快、血管收缩的感觉,让人们平静一些。但我们要看到,通过吃东西制造血清素,虽然能让人感到平静一些,可是压力源还在,问题并没有解决,皮质醇不断分泌,你得吃掉多少东西才能舒服点呢?面临考试的压力,孩子需要认真备考和比较好的家庭氛围,同时转变对考试的看法,把考试视作一次学习提高的机会。那么身体就可以实现自动调节,恢复到一个比较平稳的状态。

## ● 多巴胺

多巴胺又被称作"快乐物质",你出门玩得开心、达成目标的时候有成就感、被表扬的时候很有价值感、和人相处时觉得很甜蜜,这些快乐的感觉和幸福感是因为多巴胺的分泌而产生的。如果给多巴胺取个名字,那么,叫"乐乐"会很合适。

多巴胺能操控一个人的行动意愿。如果有个孩子喜欢打游戏、不喜欢读书,那肯定是因为打游戏让他开心,使他大脑里产生了多巴胺。如果他读书是被逼迫的,感觉不到快乐,则没有足够的多巴胺推动他继续读书。不仅如此,当大脑分泌多巴胺时,多巴胺的孪生兄弟内啡肽也会跑出来。内啡肽是负责让人上瘾的物质——它能操控一个人反复做一件事,后面我们会详细解读内啡肽的作用。这两兄弟一起出来后,大脑就会推动这个孩子打游戏打到停不下来。

如果多巴胺不足,我们就会有抑郁、无力、无助的感觉。科学研究表明,老年人患帕金森综合征,与多巴胺分泌不足有很大关系。我们每个人都追求开心、快乐的感觉。很多时候,我们做的事情都是为了得到多巴胺带来的快感。

多巴胺虽然让人很爽,但也不能过量。如果有一个人每天都在喊"我很快乐! 我很积极! 我很阳光!"每天都很亢奋,他就处于多巴胺分泌过多的状态,他的兴奋状态会长时间不正常地持续下去。如果有人不认同他的快乐,他会变得很有攻击性,做出一些不受控的行为。同时,这样的人还会有"人际依赖"的症状,他没办法平静地独处,总要和人待在一起。这样的人,他不允许自己体验负面情绪,只接受开心、快乐,但是正常人的情绪是处于一个动态变化的过程中的。如果一个人长期只体验到快乐这一种单一的情绪,而且强度过高,也属于一种心理障碍和精神失调。严重的话,甚至会有精神分裂症状出现,或者导致人格分裂。从身体角度来说,中医认为"喜伤心"——过度欢欣会影响心脏的功能。《岳飞传》中的著名人物牛皋就是因为打了胜仗,太开心了,大笑三声而死,估计就是因为多巴胺飙升而导致心脏骤停。

体验人生的快乐对每个人来说都是非常重要的,但同时我们也要警惕现代社会里"多巴胺经济"或者"奶头乐经济"对我们的影响。"奶头乐"是指小孩饿了,需要吃东西,但是周围的人不给他食物,只给他塞一个奶嘴,让他开心一下就算了。这就是典型的通过短期制造多巴胺,回避真正的问题。

现在,很多商家已经发现了"多巴胺经济"的潜力。特别是在食物生产上,商家用糖和各种食品添加剂调配出口感特别好,却缺乏营养的食物,加上一些健康的噱头,配上漂亮、可爱的包装,让你不知不觉吃了很多没营养甚至对身体有害的东西。这类食物口感好,让人愉悦,容易上瘾,而且吃完后,身体还是没得到所需的营养,会继续发送信号,提醒你还不够,还得继续吃,所以这类食物不愁销量。因为它们没办法给身体提供营养,所以这类食物被称作"空热量"食物,除了制造超高的国民肥胖率和各种健康问题,真是有害无益。

为了解压不停打游戏,每天无聊刷手机,这些行为和长期热爱"空热量"食物一样,让人沉迷于短时的爽感,错过了创造人生真正价值的机会。多巴胺很棒,也请大家注意用量!

● **催产素**

接下来介绍一个平时大家可能了解比较少的神经递质——催产素。单听名字,可能会想它是不是和妈妈生养孩子有关系。没错,催产素最初是和分娩、母婴关系相关的。它是一个制造"爱与连接"感受的神经递质,一切与"爱"相关的感受,其中都有催产素的身影。

虽然叫作催产素，但它并不是只产生于怀孕的妈妈体内，男女体内都有。它之所以叫这个名字，是因为催产素最初是在分娩的时候产生的。当妈妈分娩的时候，孩子要从窄小的产道出来，对孩子和妈妈的身体都是很大的挑战，于是我们智慧的身体会自发在大脑中分泌催产素，降低妈妈和孩子对疼痛的感知。医学上认为疼痛是个主观感受，因人而异，但是生产所带来的疼痛毋庸置疑是极为强烈的。有人说生产之痛，如同 10 根肋骨一起断掉，一般人根本承受不来，但是在这个过程中，因为有催产素这个神经递质来帮忙，大脑会弱化妈妈的疼痛感觉，让疼痛保持在身体可接受的范围内，以保证生产顺利进行。

孩子用力挤出产道的过程也是非常艰难的，需要催产素来帮忙降低疼痛感。而且对孩子来说，在离开妈妈体内的那一刻，婴儿会从身体上切断和妈妈的连接，身心都会受到很大的冲击。这时候，催产素最主要的作用就是帮助孩子与妈妈在情感上产生合为一体的感受，所以有人说"爱就是连接，爱就是合一"，而这个"连接"和"合一"的源头，我们对爱的感知的源头，是在我们降生于这个世界时，由催产素带给我们的。

催产素对妈妈分泌母乳也有很大作用。妈妈在进行母乳喂养时，有个现象是婴儿吮吸妈妈的乳头后，刚开始吸奶不多，后面越吸越多。这就是因为婴儿吮吸的动作会刺激妈妈大脑中分泌催产素，然后催产素又刺激母乳加速分泌。而孩子吃到更多奶水，他/

她体内的催产素也会增加,加强对妈妈的依恋和喜爱。所以当一个人觉得缺爱、孤独的时候,很可能会产生"想吃"的感觉,而且这时候的进食经常是"婴儿式"的——不用咀嚼或快速吞咽食物,不知不觉就吃过量了。人们试图用吃去代替对爱的追寻,最终收获的却是肥胖。

日常的母婴互动也会刺激妈妈和孩子分泌催产素,产生更多爱的感受。比如妈妈抱着孩子,和孩子有情绪的互动。哪怕是妈妈关注孩子,和孩子在潜意识中有交流,也非常有利于双方催产素的分泌。当这些互动足够时,孩子在妈妈爱的怀抱里能充分体会到"爱"的滋味,在心中绘制出爱的底色。这样的孩子在成年后,能够很轻松地接受他人的给予,也能自如地表达爱。而爱的滋养,是我们的人生拥有意义感、价值感的前提。

有很多成功人士,取得了巨大的成就,结果却抑郁了,找不到活着的理由,其中一个原因很可能就是他们体内的催产素不足,体会不到和其他人的连接,找不到爱与被爱的感觉,失去了生活的动力。美国的知名演员、大热美剧《越狱》的男主角扮演者温特沃斯·米勒,虽然功成名就,被誉为世界上最成功、最帅气的明星,却在身患抑郁症后,通过大吃大喝安抚自己,变成了一个大胖子。很多网友不能理解,他回应说:"虽然我变胖了,但是通过吃吃喝喝,慢慢找回了内心的快乐。"

## ● 内啡肽

内啡肽被称作"大脑里的麻药""身体里的吗啡"，它因为跟鸦片、吗啡中的成分有相同的作用而得名。它是一种很容易让人上瘾的神经递质，具有麻痹神经的作用。

我们在什么时候容易产生内啡肽呢？一种情况是通过外在的刺激产生幸福感，想重复体验这种感觉的时候。在寒冷的时候泡到热水里、大笑的时候，身体也会产生内啡肽。还有在打游戏的时候，感到很快乐，内啡肽就会跑出来，让我们想重复体验这种感觉。打游戏打到几天几夜停不下来，甚至猝死，就是内啡肽的"功劳"。很多东西会让我们上瘾，比如烟、酒、槟榔、大麻、毒品……这些东西能强烈地刺激内啡肽的分泌，一旦习惯食用，就很难戒除。甜食里所含的蔗糖给人带来的身心反应更复杂，后面我们会详细展开讲解，它也能刺激内啡肽的分泌，所以现代医学也把添加糖称为"合法毒品"。

身体分泌内啡肽的第二种情况是需要对抗不适与疼痛，即需要在一定程度上麻痹神经的时候。喜欢慢跑的人能体会到，一旦坚持跑步一段时间，在长跑过程中，身体为了克服跑步所带来的肌肉不适，会产生内啡肽，所以慢跑是一种很健康的"上瘾"行为。有些"自虐狂"会喜欢挨打的感觉，就是因为一定的痛感能激发出欢欣的感受。据说哺乳动物，包括人类在临终时，大脑也会分泌内啡肽，以降低机体的不适感，这种感受来自大自然对生命的仁慈，当然也无缘反复"享受"了。

内啡肽的作用，就是能在大脑里建立一个奖励机制。当我们发现这件事让我们快乐时，我们就乐于温习这份感受。这时候，我们会像一个机器的轴轮一样，不断地重复做某件事。如果我们发现这种重复行为对我们产生了不良影响，该怎么办呢？比如我暴饮暴食成瘾，吃甜食成瘾，这时候处理问题的核心不是急着去改变外在的行为，因为问题的根源在大脑内，你强制改变行为不会有效果。我们必须找到更健康的替代行为，这个行为能让人产生同等甚至更多的快乐的感觉，能帮我们更健康地制造多巴胺、催产素和内啡肽。比如孩子打游戏上瘾，你需要给孩子更多的陪伴，和他一起运动，或者帮他培养一个新的健康的爱好，帮他找到爱与连接的感觉。比如你自己吃东西停不下来，是否应该思考下，这时候你需要的到底是食物，还是快乐、满足、成就感、价值感，又或是爱与被爱的感受呢？

● **肾上腺素**

肾上腺素是一种激素和神经传送体，由肾上腺释放。当人经历某些刺激（例如兴奋、恐惧、紧张等）时，会大量分泌肾上腺素。这种神经分泌物能让人呼吸加快（提供大量氧气），心跳与血液流动加速，瞳孔放大，为身体活动提供更多的能量，使反应更加快速。肾上腺素会使心脏收缩力加大，使心脏、肝和筋骨的血管扩张，使皮肤、黏膜的血管收缩，是拯救濒死的人或其他动物时的必备品。

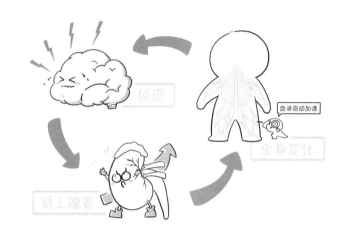

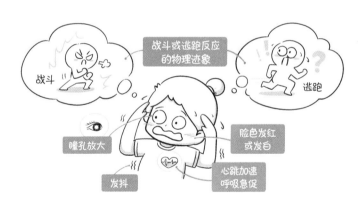

　　肾上腺素也是一种常见的医疗药物,用于在心脏停止搏动时刺激心脏,或是哮喘时扩张气管。对皮肤、黏膜和内脏(如肾脏)的血管有收缩作用,对冠状动脉和骨骼肌血管有扩张作用。由于它能使冠状动脉血管扩张，改善心脏供血，所以可以缓解心跳微弱、血压下降、呼吸困难等症状。

但是过量使用肾上腺素或长期肾上腺素分泌过多也会带来一系列的问题。首先就是神经上的焦虑，让人烦躁不安。这种不安是由一系列的身体反应带来的：内脏供血不足导致的面色苍白、眩晕、头痛、呕吐、出汗、四肢发冷、震颤、无力等；交感神经过度兴奋引起的恐惧、心悸、血压升高、失眠等症状；还有血管扩张、心跳加速带来的尿潴留、支气管水肿及肺水肿、短时的血乳酸或血糖升高等。如果剂量继续加大，会引起神经中枢过度兴奋，还可能造成呕吐甚至惊厥、休克等严重反应。长期紧张、压力引起的肾上腺素居高不下，可引起高血压、心律失常、脑出血、心颤，还可能带来慢性疼痛、脱发、消化道疾病等问题。现代医学研究表明，潜意识的紧张所带来的肾上腺素居高不下，还是痛风、癌症、糖尿病、老年痴呆等疾病的根源。

近年来，人们还发现肾上腺素是暴食症的根源。有暴饮暴食习惯的患者，内心好像长年处于火灾现场，一直处于求生的高压状态之中。为了减压而暴食，既可能导致体重超重，还可能引发症状完全相反的厌食症。肾上腺素既可以救我们于危难之中，也会影响我们的健康。做好压力管理，对我们每个人的健康而言都具有重大意义。

- **皮质醇**

皮质醇是肾上腺释放的另一种激素，可以帮助身体应对压力。

皮质醇和肾上腺素类似,也是一种刺激性、警觉性的激素,皮质醇源于我们在遇到危险时身体的应激反应。一只兔子遇到狼时,它体内会大量分泌皮质醇。这种神经递质会激发动物的警觉性,让交感神经变得兴奋,具体表现是让兔子的肌肉紧张,让毛发竖起,还会放大瞳孔,增强对光线的吸收和对环境的观察力,增加逃跑的机会。同时,皮质醇还会加快兔子的呼吸和心跳,提高体表温度,使心脏把血液泵到四肢,减少内脏的供血,为兔子全力逃跑做好准备。如果万一跑不掉,皮质醇也能给身体持续加压,保证四肢力量增到最大,降低神经痛感,让兔子能够全力一击,在与狼的搏斗过程中求得一线生机。

人类和其他动物的区别在于,除了真实的"狼来了"的危机,我们还具备抽象的想象力,能设想未来潜在的危险。这个能力能帮助我们更好地应对各种危机,但是如果过度的话,也会带来严重的问题:我们分不清脑子里想象出来的危险和环境里真实的危险有什么区别。换句话说,你担心一个大项目里甲方不满意,和一只兔子遇到狼的反应是一样的。可是兔子遇到狼只是一个短期事件,及时跑掉,压力源就消失了,但是项目甲方不满这件事,可能会持续很长时间。

皮质醇在短期内大量分泌有许多好处,它让一个人做好应对身体和情感挑战的准备。皮质醇能让人在面对紧急事件时产生大量能量,比如在病毒或细菌入侵的时候,大幅度增加免疫活动所需要的能量,但长期维持高水平的皮质醇是不行的,会导致高血糖、高血压,降低抵抗感染的能力,并增加脂肪在体内的储存量。随着时间的推移,这会导致一系列健康问题,例如体重增加、高血压、糖尿病、心脏病、失眠或睡眠困难、情绪不规律和低能量水平(比如慢性疲劳)。

皮质醇是纺锤形身材的罪魁祸首。如果一个人四肢不胖,只有腹部肥胖,或者在一段时间内发现只有肚子在发胖,就要考虑是否有内心压力过大的问题。皮质醇水平高的人,往往都比较忙,运动和活动的时间少,应酬多、喝酒多,同时为了减压,很容易多吃、多喝酒,试图放松,所以成为胖子的可能性大大增加。

## 让我们越来越胖、没有效果的"食疗"

我们每个人在日常生活里,更愿意体验的是令我们舒服的"正面感受",希望神经系统里多分泌血清素,让我们感受到岁月静好;来点多巴胺,让我们觉得日子快乐似神仙;来点催产素,让我们体会爱与被爱的温暖和甜蜜;来点内啡肽,消除痛苦的感受,推动我们反复体会快乐的感觉。同时,我们会本能地排斥长期处于压力和紧张之中,想减轻肾上腺素和皮质醇带给我们的痛苦感受。最简单的方法就是吃!很多时候,当我们无力面对造成自身困境和心灵痛苦的问题之时,我们会企图通过食物去疗愈我们心灵上的痛苦。毕竟,和直面问题、解决问题相比较,吃简直就是易如反掌的!

吃的背后往往有更深层的心理需求,当我们需要爱、需要拥抱、需要缓解痛苦时,吃能满足我们。

有研究表明,摄入糖分,特别是蔗糖,能令我们的大脑短暂分泌出更多的多巴胺,让我们感受到快乐。巧克力这么受欢迎,背后也有脑神经学的理论支持,因为吃巧克力能够刺激大脑分泌催产素,创造恋爱般的快感。你看电影里,姑娘们失恋了就猛吃巧克力蛋糕,就是因为巧克力能短暂地消除和恋人失去亲密连接的痛苦,所以,"爱是甜蜜的"这个说法是很有科学道理的。

只可惜,这种"食疗"效果是暂时的,一旦停止糖分的摄入,停下吃吃喝喝,我们就会被打回原形。有很多成年人,身体已经成年,内心还是缺爱的孩子。这类人如果遇到人际关系问题,压力大、缺少支持、感受到孤独时,就会拼命吃甜食,糖成了代替爱与连接的"毒品"。

当我们感到压力大、肾上腺素和皮质醇飙升之时,摄入高热量食物会让身体更有能量,短暂地克服身体的压力感,可这也是现代人"压力胖"的罪魁祸首。如果我们管理不好自身的压力,只懂靠吃高热量食物来缓解,结果就是头发日益稀少,肚子却日益变大,无忧青年最终变成了油腻的大叔、大妈。

我们谁也不想要这种结果。何不从今天开始,培养对自己内心的觉知，了解如何去管理好情绪、管理好压力，如何轻松、快乐地生活，如何自如地接受爱与表达爱，学会用更好的生活模式替代食疗法，活得更健康、更快乐。

## 谁在操控着我们的感受、健康和身材？

前面我们分别介绍了对吃和长胖影响最大的 6 种神经递质和它们的作用，我们有没有好奇，这些神经递质是被谁操控的，是谁在决定它们何时分泌、分泌的速度和分泌多少的呢？

著名心理学家奎因认为，"疾病是错误信仰的产物，可以通过纠正你的想法来治愈自己"。美国心理学家威廉·詹姆斯认为，"通过专注于积极的想法并避免消极的想法，人们可以驱除疾病"。这些说法印证了近年来脑科学的一个观点，即你的情绪是被心灵和脑中的想法掌控的。在心—脑—身的身心结构中，我们可以看到，给身体下指令的是脑，而决定脑中思想和观念的，是我们的心。

如果 6 种神经递质是我们体内的 6 个小人，让我们来看看，他们是如何受我们的心态影响的。

今天，一个年轻的女孩雯雯和男朋友吵架了，她的心情变得特别不好。因为情绪不稳定、注意力不集中，她统计的一组营销数据出现了重大错误，被领导发现后，她挨了一顿批。已经到了下班时间，雯雯还得加班修改统计数据。让我们来看看，这时候，雯雯体内会发生什么事呢? 当雯雯用不同的心态应对时,她体内的 6 种神经递质会发生什么变化呢?

为了更形象地阐述,我给每种神经递质都取了一个昵称。

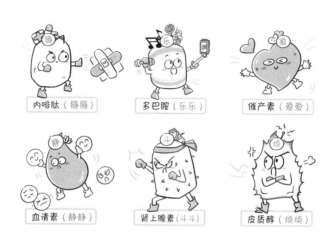

第一幕:忧伤、绝望、孤独和自卑的雯雯

【爱爱(催产素)】你听,雯雯脑子里一直在说,"我男朋友不爱我了,我就是不值得被人爱的,我好孤独"。唉,主人,你越这样想,我越无力。我怎么才能帮到你呢? 我好希望用孤独的感觉提醒你,让你把对爱的需要表达出去,有更多的关系和连接,帮你修复这种失去爱的沮丧和绝望。也许你可以试着联系亲人和朋友,安抚你失落的心。

【乐乐(多巴胺)】别提了,别提了,不仅是你,我这边也能量告急了。我快乐不起来了,呜呜呜……就这样我还能叫乐乐吗? 主人主人,你收到这份痛苦的感觉了吗? 这是我发的信息啊,我想告诉你,事情还没有到山穷水尽的地步,我们可以一起想办法找回曾经属于你的快乐。你收到了吗? 加油啊! 我们一定可以。

【斗斗(肾上腺素)】我来了! 我听到主人反驳爱爱和乐乐了,"爱什么爱,谈恋爱真麻烦! 还想快乐,乐个屁。还让我想办法,让我联系亲人和朋友,就是人际关系害我受伤的。我想赶快从这种痛苦、伤害里逃跑!"是的,主人这是在召唤我了,我得赶快多补充点,帮主人准备好逃离伤害!

(过了一会儿,雯雯的工作又出错了。)

【斗斗(肾上腺素)】主人啊,这不能怪我啊。我的作用就是帮你逃跑,把血液都赶到四肢了。我还用焦虑的感觉提醒你赶快跑,那你大脑的血液和氧气是没办法保证的呀! 做脑力活出错也是意料之中的事。你不能要求我帮你加大压力,同时又帮你集中注意力。这是静静(血清素)的活呀! 我实在做不到啊。呼叫静静,呼叫静静!

【静静(血清素)】别叫啦! 你看不到我被卡住了吗? 除非主人能好好面对让她烦躁的问题,否则我没办法出来。爱莫能助,先等等看吧,急什么急。

【烦烦(皮质醇)】啥? 我听到有人骂主人了。这个死鬼领导,什么人啊,真想揍他一顿。这还行不通,主人在心里说:"我就是一个小人物,得罪不起领导。"主人你纠结个啥,要不我们还是揍他一顿好了。别急,我这就哗哗地往外走呢!

女孩在孤独、痛苦、失望、烦躁、焦虑、纠结的情绪中开始加班。为了让自己感觉舒服点,她点了一堆夜宵——螺蛳粉、奶茶、蛋糕、巧克力,然后一顿猛吃。因为心情不好,工作效率不高,不得不熬夜。为了提神,她又喝了一大杯咖啡。

第二幕:加班和暴食中的体内小剧场

【静静(血清素)】主人,你是需要我的吧?我感到肠胃在蠕动,螺蛳粉在召唤我,但是我只能在食物经过肠胃的时候出来那么一下下。啊,为什么?当然是因为现在主人满脑袋都是"烦死了,我不想加班!"的想法。主人一直这么想,烦烦越来越多,我干不过呢!要不,我再等等?

【爱爱(催产素)】啊,好爽! 这儿有一大块巧克力,我来了!唉,怎么就没了?没巧克力,我又感受不到爱了。我好惨啊! 主人你这办法行不通啊。

【乐乐(多巴胺)】爽啊! 奶茶也甜,螺蛳粉也香,我开心得转圈圈。不用担心会不会胖,胖是以后的事,我们就要当下的爽。内啡肽快出来,我们一起嗨起来!

【瘾瘾(内啡肽)】主人真懂。就是感觉不太够,还要吃啊,继续啊,不要停啊! 我内啡肽的存在就是为了督促你持续地吃,反复地爽。过瘾啊!

【乐乐、静静、爱爱、瘾瘾】(众人一起)啊,食物怎么这么快就吃完了! 不行啊,主人,快点,继续吃,继续吃啊! 没有食物,我们只能撑一小会儿。

【斗斗(肾上腺素)、烦烦(皮质醇)】不能停,不能停。我俩快爆炸了,就靠吃维持着呢!

【斗斗(肾上腺素)】啊,主人吃到想吐了,我感觉更焦躁了。那个咖啡太刺激了,感觉心要跳出胸口。今天就算加完班,主人也别想睡觉了。就这怎么睡啊? 感觉能在床上跳舞,就是跳得不开心,心烦。

【烦烦(皮质醇)】我好想打架,我好恨自己和主人。主人啊,你真是一无是处,还活着做什么呢? 自己拍死自己算了。

女孩好不容易加完班,回家后却失眠了一个晚上。第二天来上班的时候,全身无力,肌肉酸痛,头痛欲裂,忍不住又喝了咖啡和奶茶。她决定中午继续大吃一顿,好好补偿自己。在她没有关注身体的时候,她的体重悄悄飙升了2斤多。

第三幕:如果女孩换一个心态,用不同的应对方式,神经递质之间又会发生什么呢?

【爱爱(催产素)】太好了,主人收到我的信息了。她在回忆小时候被妈妈抱着的感觉,我也觉得好舒服、好放松啊。虽然她和男朋友吵架了,但这不过是一时的矛盾,找个机会把话说开吧。就算真的没办法继续,主人,我还是会一如既往地支持你。你要知道,我们还是被爱的宝宝。嘻嘻,主人给妈妈和朋友打电话啦,我感觉更温暖了。爱爱永远陪伴主人，爱着主人，即便去天涯海角也不离不弃。

【乐乐（多巴胺）】刚刚主人和男朋友打了电话，问题解决了，他俩又和好了，还商量周末一起出去玩，我好开心。哎呀，太开心了，走神了，数据出错了。

【斗斗（肾上腺素）】主人，你现在需要我吗？工作出错了，我觉得你好想逃啊，要不要我帮你逃跑呀？你觉得焦虑了吗？这是我让你赶快跑的信号。

【静静（血清素）】烦烦，别闹！一点小事，不值得。别打扰我们的平静。你退下吧。

【烦烦（皮质醇）】这领导干啥呢？又批评主人了。啊，主人说："的确是我的错。虽然被批评了，我有点难过，但工作就是工作，我有责任把数据改过来。"好吧，你要这样想，的确也对。职场人都是成年人，这领导也没对我们怎么样，他就是在做他的工作，那就算了呗。

【静静（血清素）】主人，你还难过吗？噢，主人说："谁都不希望出错，但是谁都有可能出错，我及时纠正就好了。"说得好，你这样想，我就更有力气了。烦烦、斗斗，我在呢，你俩可以去休息了（血清素增加可以平衡皮质醇和肾上腺素）。

【瘾瘾（内啡肽）】啊，在这美好的夜色里，一个人安安静静地加班，太舒服了。我和主人忘记了一切，沉浸在工作中不可自拔。

【乐乐（多巴胺）】工作令我快乐，工作结束了，回家休息也令我快乐，我就是世界上最开心的乐乐。

结束工作已经 9 点多了，雯雯赶快回到家里，美美地睡了一觉。起床时，她收到了男朋友、妈妈和朋友们发来的问候短信，她非常开心，精神饱满地去上班了。什么？雯雯加班变胖没？当然没有了。自信的女人最美丽，变胖是不可能的！

希望朋友们有时间可以多想一想：

- 是什么导致身体内神经递质产生不同反应的？

- 又是什么导致了雯雯有不同的情绪和身体感受？

- 当你遇到类似情况时，你是怎么应对的？

- 怎么才能让你的 6 项神经递质为你的健康快乐做出更大的贡献呢？

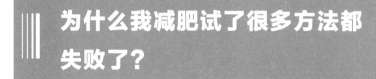

# 为什么我减肥试了很多方法都失败了？

我们在了解了瘦身背后的身心结构、脑神经递质的作用之后，就可以理解为什么很多流行的瘦身方法效果不好，不是很难瘦下来，就是瘦下来后在短期内就反弹。

## 运动瘦身

你有没有关注过跳广场舞的大姐们的身材？其实如果每天跳1个小时广场舞，运动量还是挺大的。按理说，如果运动瘦身有效的话，那么每位坚持跳广场舞的大姐都应该很苗条，但是事实是苗条的大姐一直苗条，胖的依然胖。

我的一个朋友为了减肥，每天在跑步机上快走40分钟，还要做100个仰卧起坐。但坚持几周后，她一点没瘦。她自嘲说自己运动最大的收获，就是从一个肉松松垮垮的胖子，变成了一个结实的胖子。而另一个朋友，坚持做瑜伽很多年。她也不苗条，笑称自己是个灵活的胖子。

按理说,运动能增加身体消耗,对瘦身应该是有用的,而且健身界一直宣称运动是最健康的瘦身方式,为什么实际操作起来却很难见效呢? 让我们来看看,运动却不瘦,是不是中了下面几招。

## 挫折感强烈,坚持不下来

体重超标的人群通常都是不爱动的,身体有很强的惰性。刚开始运动时,不仅觉得累、乏,还在短期内完全看不到效果,挫折感强烈。偏偏运动瘦身都必须长期坚持,如果没有办法克服这种挫折感,坚持到有成效的确不容易;或者是真的坚持下来了,可一旦停止,就会马上反弹。

很多靠理性规划生活的人,会强制自己做运动,但因为没能选择让自己身心愉快的运动,所以运动成了一件压力很大的事,肾上腺素和皮质醇飙升,却没能得到多巴胺和内啡肽。没有热爱,只靠意志的事终归是难以坚持的,反而搞得身体更加需要增加脂肪来保护自己。

## 运动后,会欺骗自己吃得更多

有句话说"不吃饱,怎么有力气减肥?"很多人有了运动计划后,还没开始,就会比平时吃得多。有时候,我们运动后,会出现一种代偿心理:我都做了运动了,不如多吃点、吃好点,犒劳自己。

在我学习正确的瘦身理念前,有天心血来潮,想跳绳瘦身。我跳了 30 分钟,满身是汗,呼哧呼哧的,一看消耗了 100 多卡路里。不错!我一开心,忍不住吃了 3 块小曲奇饼干,感觉只够塞个牙缝。一查热量,3 块小曲奇饼干居然有 200 多卡路里。白跳了不说,还给自己增加了能量。当场我就崩溃了,再也不想跳绳了。

我还参加过不少运动小组,比如一起打羽毛球、打排球、游泳、爬山。周末,大家约着一起做运动,之后干吗呢?肯定是聚餐啊!结果活动参加得越多,我越肥。

所以你看,想通过运动瘦身,一路上的坑也不少。不知道你踩过几个,反正曾经作为排球运动员的我,统统都踩过。越减越肥,说的就是当年的我。

这里要特别说明,上面这些内容不是说运动不好,不让大家做运动。运动对我们身心健康的重要作用毋庸置疑,坚持运动是每个人都要养成的好习惯。但是我们也要正确看待运动的作用,只有做正确的运动,才能帮我们健康瘦身。

如何正确地看待运动,又如何选择对的运动方式?

首先,不要只是为了减重才运动,也不要把运动视为减重期快速掉肉的手段,而应该为了健康、舒服、心情愉快去运动。你喜欢跳舞就去跳舞,喜欢爬山就去爬山,哪怕是逛公园、逛街都可以,让自己开心最重要。最好能和爱人、亲人、朋友一起做运动。有些朋友家里养了狗狗,每天开心地带着爱犬散步,也是特别好的运动。这样,你在运动时得到的就是多巴胺、内啡肽、催产素,越运动越快乐,越动越想动。

其次,切莫自己骗自己,觉得已经做了运动,就该多吃点。

最后,还想告诉大家一个小秘密,运动最大的作用不是帮助人们快速瘦身,而在于塑形,就是塑造更好的身体线条。不要只做有氧运动,肌肉训练,比如撸铁也是必不可少的。这样,你不仅会苗条,还能拥有漂亮的身体线条,女士曲线曼妙,男士强壮有力。

## 抽脂

有个笑话说,用什么方法能最快减掉 20 斤体重,答案是截肢。你切掉身体的一部分,体重肯定就降下来了。通过抽脂手术等方法减重,本质和这个笑话一样。从表面上看,用这种方式掉体重的确是最快、最有效的,但是问题来了。

第一,抽脂手术每次能抽除的脂肪量没有很多人设想的那么多。先不谈高昂的费用,手术后遗症和并发症也非常可怕,前几年还有明星整容抽脂死在手术台上的新闻。

第二,抽脂虽然减重快,但它的本质是切掉身体的一部分。你身体的运作规律没有变,你的生活习惯没有变,你的思维方式没有变,身体有自我修复的功能,你切掉的脂肪很快又会长回来,所以这种方式的效果往往很短暂。

第三,你在潜意识里会觉得手术后身体受伤了,所以更愿意去补回来,吃起来理所当然。

你可能要说了,抽脂这么危险,效果这么短暂,为什么国外还有那么多明星去做呢?因为人家是明星啊。明星的日常身材管理就已经非常严格了,抽脂往往是进行微调,让身材尽善尽美。那些严重发胖的明星,瘦身还是靠其他方法,没听说过谁能通过抽脂,从胖子变成超模。

## 节食、辟谷、生酮饮食

首先要说,节食、辟谷这类方法,就是靠少吃或者不吃,把摄入量降到最低,同时消耗储存的能量,肯定是能瘦的,而且还会瘦得很快。节食、辟谷、生酮饮食,最初都是医疗手段或者道家的修行手段。因为有瘦身的效果,所以慢慢流行起来,变成受人追捧的瘦身方法。

这些方法就可怕在,一旦正常进食,恢复到日常生活状态,会百分之百复胖,甚至会因为过程太痛苦,造成心理性的报复性进食。我有位老同事,因为过胖,体检查出"三高",于是在医生指导下,进行了两个月的生酮节食计划,她当时的确成功减重了23斤。结果在再次体检后,在被告知身体指标恢复正常的当天,她就冲进面馆,狂吃了一顿。然后还买了一堆包子、煎饼当夜宵。没别的,当她内心没准备好要瘦,但被强迫节食断糖时,这个过程等于是受刑。

她跟我说:"我每次经过面包店、面馆,闻到那个味道,我的口水都在流。好想吃,好想吃,每天都馋得想哭。我就想着这个治疗结束后,得好好吃回来。"结果三个月后,她体重反弹不说,还比瘦身前胖了5斤。

荷兰在1967年进行的全民健康调查中发现,在二战后的严重大饥荒时期,由那些挨过饿的母亲生下的小孩,长大后更容易患上肥胖症。他们体内控制长肉的DNA里一种叫作IGF2的生长因子明显比普通孩子多,而这种生长因子一多,人就特别容易发胖。这个群体在19岁时,体重指数为25或以上的概率要比一般人高出30%。

你看,哪怕是在妈妈肚子里挨饿,长大后都会更容易发胖。身体是有记忆的,经历过极端的饥饿,为了保护自己,提高生存概率,身体会降低基础新陈代谢率,也就是降低消耗。心灵会下命令,让自己时刻关注食物,有机会就多吃,而且还会提高储存能量的能力和上限,确保自己存储足够,能扛过下一次的饥荒。很多长期节食的人，就是在人为制造饥荒，结果短期是瘦了，但从长期来看，反而更容易形成易胖体质。

## 吃素

　　吃素不能减肥。如果吃素能减肥，那和尚都该骨瘦如柴了。可是庙里的和尚也和我们普通人一样，该瘦的瘦，该胖的还是胖。

　　还是回到瘦身公式上来，为什么吃素不能减重？瘦是因为消耗＞摄入。很多人认为，肉的热量高，素食的热量低，所以吃素能减少热量摄入，能够瘦身。这是个错误的观点。大多数蔬菜、水果的热量在同等重量下是比荤食要低一些，可是也有很多蔬果——特别是高含糖量的水果——热量可不低，比如榴梿、杧果、椰子、波罗蜜、香蕉、火龙果，都是高含糖量的水果，有些的热量甚至高过肥肉。坚果因为含油脂量高，更不能大量食用，一般每天吃 10—20 克就足够了。有多少人吃了晚饭，还在一把把地嗑着瓜子、花生？素食里还有不少高碳水食物只能适量食用，不然容易摄入过量糖分，成为发胖、脂肪肝的元凶。在烹饪素食时，为了口感好，还会经常采用大油爆炒、油炸、油煎、裹糖衣等方式，把低卡食物变成热量炸弹。一些素食小吃里为了让口感好，还加入了各种食品添加剂，这些都是"催肥"小能手。所以，不要觉得吃素就肯定瘦，胖瘦的最终决定权不在于吃，还在于心灵和大脑。

## 代餐／营养阻断片

代餐是另一种节食方法。代餐和节食比起来，可能不会让人饿得那么难受。代餐可以欺骗一下身体，让你在饿的时候能吃些东西到肚子里，但又不会摄入太多热量，实现摄入减少。

最近，很多瘦身机构和平台也推出了各种代餐，我有不少朋友也买了，可我发现她们会偷偷在代餐之外加餐，或者三天打鱼，两天晒网，不能坚持。今天生日，要聚餐；明天加班，要吃夜宵；后天和同事闹矛盾了，要喝奶茶……如果深入探讨，就会发现，她们内心深处还在坚持着"胖"的身份，所以老觉得按规定吃代餐不够吃。在这种情况下，代餐不过是一种安慰剂，"看，我都花这么多钱买代餐了，还没瘦，胖就是我的命。"她们会这样说。

现在还有一种服用的瘦身产品——营养阻断剂。我自己没有服用过，不知道有没有效果。这种产品要在餐前服用，它能够帮你阻断糖分的吸收。这也是一种欺骗身体的方法。就是我吃了3两米饭，但因为服用这种药片，身体只能吸收2两米饭的能量。听起来，既能满足口腹之欲，又不用受肥胖之苦，挺美好的。可仔细想想，只能阻断糖分的吸收，那多吃了油脂这些东西怎么办？何况阻断总是有限的，靠少吸收那么一点，真能瘦吗？只要自己想吃，你吸收少一点,心灵还会继续指挥你再多吃点。多吃几口发胖的食物,真的太容易了,阻断剂都忙不过来。

## 减肥药

减肥药是在追求美丽苗条路上的一个大坑。既然是药,那就是用来治病的,应该在医生的指导下服用。可是很多朋友为了追求变瘦,已经不管那么多了。减肥药能起减肥效果,主要就是靠麻痹神经,让你不知道饿和加快新陈代谢,同时减少摄入和消耗,所以它也只能起到一个短期的作用。而且直接作用于神经系统的药物,通常都有比较大的副作用,有些还会影响内分泌系统和消化系统。

我自己试过服用一种减肥药。当时推荐给我的朋友说这不是药物,只是食品。没想到我服用后的第一天,的确是全天没胃口吃东西,但是严重口渴,手脚冰凉发抖,心跳加快,整晚失眠,副作用特别明显,吓得我赶紧停了。我的另一位医生朋友知道后,批评了我一顿,还告诉我,在临床上,很多备孕的夫妻都不允许服用减肥药,担心对身体和下一代造成不可逆转的伤害。这还是经过国家药监局批准上市的食品和药品,现在很多网店、微商推荐的"三无"产品,就更加不清楚成分了,有些根本就是管制类的精神类药品或者兴奋剂。如果吃下去，后果将不堪设想。

我们瘦身是为了更健康，更美丽，更爱自己，更享受生活。如果本末颠倒，为了减少体重而伤害身体，那么我们是为了什么而瘦身呢？请相信，好好爱自己，一样可以美美地变瘦。

## 中医用药和各种理疗法

我为了瘦，也尝试过各种中医的调理方法。吃药、针灸、按摩、拔罐、瘦瘦包……这些我都试过。平心而论，很多方法还是有作用的，能帮人打通身体的经络，让消化、吸收更平衡，身体更有能量。我的一位大学同学因为工作压力大，3 年长胖了 20 多斤，还得了一身病，特别是脾胃功能乱得不行。她决定瘦身时，最开始就是使用瘦瘦包减了 16 斤。

但是，这些方式仍然是在依赖外力，只在短期内有效。如果想长期保持一个健康的身材，还是需要自己内在的配合。就像有学员说，她有天做了按摩，身体通畅了，心情很好，但回家一看，家里乱糟糟的，老公下班了，躺床上打游戏，孩子也不写作业。那个"到处当妈"、要管头管尾、要家里人都按自己想法来的心思一上来，火气就上来了，对着家里人一顿骂。吃晚饭的时候，上桌一看，大家都黑着脸，于是她心里更烦了，不知不觉就大吃了一顿。第二天一称，刚减下去的 2 斤肉又回来了。后来，这位学员反思说："如果我要让周围的人和事都按我的想法来,我得要有多大的力量啊?身体是最忠诚的,它收到我这个控制的想法,就会立刻帮我把体型变大变胖,让我看起来更有力量。"

而用瘦瘦包成功减重的我的那位同学呢,她为了自己的健康着想,辞去了要求996的工作,换了一份自己喜欢也更加轻松的工作,每天都变着法让老公夸她漂亮。早上起床后,打扮得美美的,上班下班都步行,保证每天10000步的运动量。顺便买个菜,回家开开心心地给家人准备健康的营养餐。周末出去会会亲朋好友,泡个温泉、爬爬山、逛逛街、读读书,每天都过得快乐充实。一家人在她的带领下,都过得快乐和健康,老公也减了不少体重。

我在了解了神经递质的知识后一看,哦,我这同学不瘦,谁能瘦?你看她允许自己过得轻松,所以换让自己开心的工作。允许自己做美丽的女人,所以每天接收和表达对老公、孩子、朋友的爱。允许自己按心意去享受生活,所以每天能坚持10000步的运动。她每天都创造多巴胺、内啡肽、催产素,减少肾上腺素、皮质醇的分泌。中医的手段给了她一个好的开始,她一直到今天都拥有曼妙的身材,靠的还是自己。她也有过压力重重、人际关系痛苦、身体受伤的经历,但是她从中学会了如何保持轻松的心态。毕竟只有轻松的心灵,才能创造轻松的身体。

肥胖已经成为全球性的重大健康问题。肥胖不仅仅是不好看,更可怕的是会引起一系列的慢性疾病。全球这么多专家投入巨大的资金研究肥胖问题,每年也有不同的瘦身理论和新的瘦身产品面世。我相信,在今后很长一段时间内,随着人们对肥胖的机制更加了解,还会出现更多的瘦身产品和瘦身方法。

但是,我只相信一个道理,只要这些方法不是"自力可成"的,而是借外力或强制达成瘦身目的的,效果都只能是短暂的。说到底,我们是生命体,不是机器,不是这会儿拿掉一些、增加一些,就可以简单实现长期的转变。生命是有灵魂的,是有心的,胖瘦这件事,发生在我们的身体上,取决于我们的内心。

## "减不了，总反弹"背后的三大问题

几乎每次在减重训练营开始的时候，都有朋友担心："真的能减吗？我很难减的。"还有人会问："这个方法减了，以后会反弹吗？"

我已经指导过 5000 多人瘦身，其中有成功达标的，也有半路放弃的。他们是否成功，其实并不在于我提供的方法好不好、有没有效，而是参与者自己是不是真心想瘦，享受瘦下来的感觉。如果有朋友一直喊着要瘦，却像我当年一样，试过那么多方法都没有成功，也许可以问问自己："我在坚持什么，让我一直拥有一个胖胖的身体呢？"

有些朋友对这个问题感到困惑，很难回答，我就会接着问下面这些问题，帮助他们梳理自己的内心。

## 问题一：不想瘦——你对自己的体重满意吗？

很多朋友面对这个问题时，第一反应是："当然不满意啊！"

我会接着追问："你是脑子里不满意，还是心里不满意？如果你真的不满意自己的身材，又是什么让你坚持这个体重到现在？"

这时候，对方往往沉默了。他们开始试着去触碰自己的内心，聆听心灵想说的话。

我遇到过一位企业高管。她听到我这个问题后，思考了很久，才告诉我说："其实我内心对这个身材也是满意的。我身体很健康，没什么疾病。现在，我的工作压力很大，我很忙，需要有足够的体力和能量去应对。我如果太瘦，恐怕应付不来。我想瘦呢，也是因为比较怀念年轻时候精力更旺盛的状态。我想要的不是瘦，而是有更充沛的精力去应对现状。"

知道自己要什么，就不纠结了。这位高管最终放弃了瘦身计划，而是认真规划了新的作息方案、调整工作节奏、找到合适的运动方式，把提升精力放在了第一位。

也有朋友听到这个问题后，哭了。

"老师，我从小就胖。我认定自己是个胖子，脑子里居然想不出来自己瘦了是什么样子，好像瘦了就不是我自己了。"

"我全家都胖。感觉我要是瘦了，都不是一家人了。"

"我先生特别爱吃，他也特别胖。要是我不陪他一起吃、一起胖，好像我不够爱他。"

……

这些话我听过太多太多了。读者朋友，如果你一直胖，减不下来，或者瘦了就很快反弹，我请你把手放在自己的胸口，感受自己的心,问问自己:"我对自己的体重满意吗? 我想要瘦下来的样子吗?"

## 问题二:不能瘦——想瘦身时,你是什么身份?

我自己在瘦身的过程中,也问过自己这个问题。当时,我的答案是:生了孩子后,我忽略了自己女性的身份,只关注妈妈的身份。而且我还有一系列的信念配合我认定的这个"妈妈"的身份。

妈妈就是一个好保姆,照顾好孩子就可以了,不用那么漂亮。

妈妈每天照顾家庭,需要很多体力,我要多吃,要更壮实。

妈妈要精打细算地过日子,不可以浪费。家里人不吃的食物,我来吃掉。

都当妈了,人到中年了,还讲究什么呢?

……

现在回想起来,我一直坚持当一个妈妈,还是一个不好看、壮实、不关注自己需要的妈妈,还真是挺可怕的。当我抱着这些想法时,又怎么可能瘦得下来?

任何一个成年人想要瘦下来,就必须拥有一个能支持自己瘦的目标身份。有些身份对瘦身有效,有些无效,比如我当年那个妈妈的身份就是无效身份。

而想瘦下来,就是要给自己一个"魅力女性/男性"的身份。我们为什么要瘦,相信除了健康,其实很大一部分动力就是希望自己很美、很帅、很有性吸引力。性别身份健康,能让我们感觉到自己喜欢自己、爱自己、欣赏自己。我们的社会角色和身份可能会有很多种,是女儿或儿子、妈妈或爸爸、员工或领导……只有性别身份不会随时空的转变而变化,是我们的根本。

在瘦身训练营里,很多朋友在回答"你坚持了哪些无效身份和信念?"这个问题时,又会回到对第一个问题"你对自己的体重是否满意?"的思考上。当他们对自己的体重满意、没有改变动力时,一定是活在对瘦身无效的身份里:听话或者叛逆的女儿或儿子、期待完美的员工、照顾家人的妈妈、自我放弃的中老年人……但是当他们回到女性或男性身份上时,很多人的想法就会有很大的转变:

我还是希望我更苗条一些,能打扮得漂漂亮亮的。

我想看到镜子里的自己很美。

我听到老公夸我好看,就特别开心。我想让他多夸夸我。

我从小就觉得自己是个帅哥,现在胖了,没那个感觉了。我想帅回来。

……

但是,也可能有人会对"魅力女性或男性"的身份产生怀疑,这些怀疑的背后往往带着深深的偏见与情感创伤。

我一个大老爷们,那么讲究身材,会不会很娘?(刻板的男性

印象)

我爸爸因为第三者和妈妈离婚了。我妈妈一直说,漂亮女人是狐狸精,我变漂亮了是不是对妈妈的背叛?(丢失了独立的女性身份,带着创伤,活在女儿这个身份里)

我在自己家还好,一回家就胖,因为我妈觉得男人白白胖胖才好。(活在儿子身份和是否要精神独立的纠结里)

啥都不能吃,活着还有什么意思?(人生最大的乐趣只有吃了,活着就是为了吃吗?)

······

我不会因为自己是瘦身导师,就鼓励大家一定要瘦身。事实上,在我的训练营里,我会劝一些学员办退费,退出训练营。如果一个人的身份和信念不支持他瘦身,那么他带着痛苦和怀疑去坚持这 42 天毫无意义,最重要的是大家能听从自己的心,过上一种不纠结的生活。

特别有意思的是,即使被我劝退,还是有很多带着怀疑的学员坚持了下来,他们中的绝大多数反而取得了意想不到的收获。在 42 天中,通过和自己的心灵、身体不断对话,慢慢修正了自己的信念,他们疗愈了情感的创伤。

朋友们,我请你们问问自己,当你想瘦身时,你是什么身份?又坚持哪些信念?这些身份和信念如何创造了你现在的体型和身材?你是希望有所改变,还是希望保持原样呢?

## 问题三：要更多

在中医理论中，吃是一种食疗方法。从心理学和脑神经学的角度来看，也是如此。在生活中，很多人在有情绪时，不是直接表达情绪，而是通过吃来宣泄。在瘦身训练营里，当我邀请参与进来的朋友们去觉察他们的情绪和吃的关系时，很多人很惊讶，有一位中学老师就说："我发现我吃东西是根据心情而定的。当我心情不好的时候，我就会吃很多东西，一直吃到撑得不行，才感到满足。当我学会填满心里的'坑洞'，吃东西就特别理智。我相信自己能一直瘦下去。"

坏心情产生时，我们身体里的肾上腺素、皮质醇增加，提醒我们拿出力量去应对问题和情绪。但这个时候，如果我们不直接表达情绪，处理情绪背后的问题，那么难受无法消除，就只好通过吃去激发肠道产生催产素，让我们暂时感觉平静点。这不过是用吃在逃避问题，就像骨折了，不去看医生、做治疗，而是贴一个创可贴。身体上的伤，我们知道不能用创可贴去应付，心理上的伤也是一样的。

吃除了可以暂时消除情绪产生时的难受劲，还是很多人应对长期情感创伤的主要方法。

训练营里有一位女士，她的父母为了挣钱养家，在她很小的时候，把她交给奶奶带，使她成为留守儿童。因为在最需要父母的时

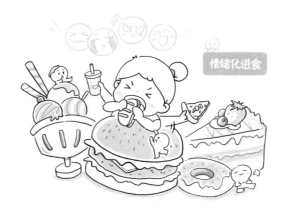

候却和父母分开，她心理上出现了"亲子分离"的创伤，但她不自知，一有压力就大吃大喝，一直胖到200多斤，她连合适的衣服都很难买到。当她需要出席工作中的正式场合时，她会极度紧张、恐惧、身体发抖，明明不热，也会全身大汗淋漓。

在瘦身过程中，她学习了如何与潜意识对话，她看到了内心深处那个小小的、伤心的、孤独无助的、需要父母的自己。那些痛苦太久远了，埋在潜意识的深处，连她自己都忘记了，但这些伤痛一直对身体产生影响，它们期待着被看到、被释放。随着创伤得到疗愈，她渐渐从痛苦中解脱出来，饮食恢复了正常，很自然地瘦了下来。最快的时候，一周瘦了8斤。

有句话说"心灵的伤，身体知道"，有些久远的伤痛，即使我们自己忘记了，也会体现在身体上。在我指导大家瘦身的过程中，有太多太多的朋友在回想有没有通过吃来缓解坏心情时，重新看到了自己内心的伤痛。在觉察和表达之后,他们就会收获轻盈的心灵和身体。

　　放弃食疗模式,最核心的就是要能够觉察自己的情绪和感受,特别是要觉察"想吃"时的情绪和状态。你是出于情绪需要而吃,还是出于身体营养需要而吃? 如何能够更好地觉察自己的感受? 如何调节? 我将在后面的内容里进行详细分析。

第 二 章

# 瘦不了，
# 是因为大脑饿

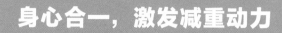

# 身心合一，激发减重动力

在瘦身训练营中，我会反复询问所有想瘦身的朋友以下几个方面的问题。

**1）你内心的理想自我形象和现状的比较**

◇　你内心理想的自己是什么样的？

◇　你的现状是什么样的？

◇　你对自己的现状，特别是健康状况、体型和体重满意吗？

**2）你怎么评价你自己**

◇　真实而诚恳地说，你过得开心、快乐吗？还是希望自己能活得更轻松、满足？

◇　你怎么评价现在的自己？如果给自己打个分，1 分是非常不满意，10 分是完全满意，你会给自己打多少分？如果你没有给自己打满分，是哪些方面你还希望改进，和体重有多大的相关性？

◇　在体重这个问题上，你给自己打多少分？

**3）你如何看待别人的评价？**

◇　如果你瘦了，你认为周围的人会怎么评价你？比如你的家人、朋友、同事、邻居，他们接受吗？他们会怎么说？

◇　别人的评价会给你带来什么影响？你有什么感受？

◇　你会在意哪些人的看法？他们的意见和评价能在多大程度上影响你的决定和行动？

**4）你是否享受瘦身后的成功？**

◇　如果现在请你在脑中想象自己成功瘦身后照镜子的画面，你能看到镜子里苗条、好看的自己吗？

◇　看到苗条的自己，你是什么心情？是开心，还是不习惯？

◇　你可以想象瘦身成功后，亲人、朋友会怎样夸赞你吗？听到他们的夸赞，你有什么感觉？

◇　想象瘦身成功后，更多异性关注你，向你投来欣赏的目光，你有什么感觉？

**5）你如何做决定？**

◇　听到 42 天瘦身方法有用时，你的第一反应是什么？

◇　你有哪些怀疑和不行动的理由？

有位瘦身的朋友的答案是这样的，非常有代表性。


我内心肯定是希望自己更好，对现状还不够满意，才想有所改变的。至少在减重这件事上，我是希望自己能变得更健康、更美丽，才想来瘦身的，所以我还不够快乐，也许我瘦了会更开心。

但是，很奇怪的是，我很难想象自己瘦了是什么样子。我从小就胖，脑子里没有自己瘦下来的模样。即使努力想象自己变苗条了,有人夸赞我,我一边感到喜悦、有满足感,一边也会很奇怪地感到紧张。我会突然担心会不会皮肤松弛了,气色不够好,甚至我会担心胸部会不会变小,那样我真的好看吗?我好像有点怕被人关注和表扬。作为一个女人,我会偷偷享受被男性关注的感觉,还挺爽的,但一想到会有男人盯着我看,我会觉得这不是欣赏的目光吧?我会觉得这些男人就是色色的。男人这样看女人就是不尊重人,有不好的想法,我可能感到不自在、被冒犯,甚至会觉得有点危险。我记得看到欧美电影里有男人在路上和美女搭讪,请喝咖啡什么的,有些女人还会应邀时,就觉得不可思议。我可能会想骂对方,或者落荒而逃。

42天减重方法是朋友推荐的,我看到她没多久就成功减了十几斤,挺羡慕的,所以才会来参加训练营。但是,我还是会有很多问题:这个方法难不难啊?适不适合我呀?会不会要节食,结果影响健康啊?虽然说不会卖产品,是不是在骗我的钱呢?……但是我既然参加了,就想着要不试试看吧,反正也不贵,如果我坚持不下来,或者不合适,就算了。


这个答案是很多刚开始瘦身的朋友的一种典型状态,总结起来就是"一边踩油门,一边踩刹车"。一边想减重,一边什么都还没做呢,就开始有很多问题、很多担心,也没有办法全身心地去享受成功的结果。当然我们遇到新事物、新知识时,有疑问、有担心都是正常的,但我们要会区分:哪些是合理的担心,又有哪些是不行动的借口?比如,不愿受骗上当的担心就是合理的,而这种担心,一定能通过增加了解找到答案。你怕上当,是不是可以先多向推荐给你42天减重法的朋友了解下情况,多关注这个课程一段时间,多听听参与过的其他朋友的意见,甚至听听对课程的反对意见(注意不是无脑反对,而是自己体验后的总结),最后再做决定。应对这种问题比较简单,多了解,很快就能有答案了。

哪些表面上是担心,实际上是不想行动的借口呢?就是那些经不起推敲,没有合理理由的问题,比如担心自己瘦了会干巴、不好看、气色不好这些,甚至觉得异性的目光就是不尊重女人、想做坏事。没有任何论据能支持这些担心。瘦了会变得不好看吗?那么为什么那么多人想瘦?气色会不好吗?你身体变健康了,更有活力了,为什么气色会不好?异性的目光就是恶意的吗?你对异性是不是有偏见?……这些问题随手可以写出 100 条、1000 条。甚至有人担心自己太瘦了,台风来时会不会被吹走。这个人写出这个担心后,自己都笑了。这些没有理由的担心本质上是缺乏动力,它们在阻止你减重。

在减重上有这种"一边想做,一边怀疑犹豫"的纠结心理的人时,在其他的事上往往也是这样。每想做一件事,好像同时有一股更大的力量拉扯着他不去行动。他内心的力量无法使他向同一个目标发力,都用在自己和自己打架上了。东想西想,别人都成功减了20斤了,他还在原地不动。心理学上把这种情况称为"内耗",或者"身心分裂"。

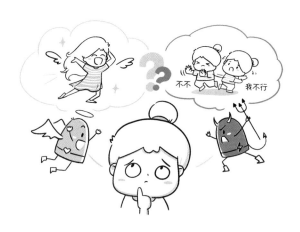

你内心的"天使"说:我想活出一个闪光、美好的自己,自由自在,轻松自如。

你内心的"恶魔"却在说:不,你不想!别做梦!

这种身心分裂源于我们内心的不同观念在打架。一部分的你想为更好的未来去努力行动,另一部分的你则为了避免危险和不确定性,努力制止你开始行动。想变得更好和想避免危险(包括避免做无用功)都是为了你自己好,问题就是两种动力同时起作用时,我们会被卡住,无法行动。要解决这个问题,就需要整合两股动力。

我们要看到,痛苦和纠结未必全是坏事。如果你的答案是无所谓、不想变化、懒得想,那么你可以停止阅读本书了。你的内在还没有真正做好瘦身的准备，动力不足，是不太可能完成接下来的行动的。但是如果你感到纠结、痛苦，那么恭喜你，这个痛苦越大，你的动力越强，你成功的可能性越大。

"痛苦"这个情绪，传递给人们一个信息：你需要改变。也许是要变得更快乐，也许是更爱自己，也许是更健康，也许是更照顾自己的内心感受，而非在意他人的眼光。痛苦的感受里一定有"纠结"和"冲突"，代表着你内在有两股力量在拉扯。你认为自己胖胖的就挺好，就不会感到烦恼。纠结一定是还有一种"求变"的力量在同时拉着你向更好的未来走去，我们一定要看到"纠结"也是一种能量，它能给你力量去探索胖曾经怎样保护你，胖如何阻碍了你，然后你就有可能放下它或者转化它，允许未来的阳光照进你的人生，去迎接新的可能性。

当我们纠结时，我的建议是"两头出击，双管齐下"：先找出自己"不动"或者发胖的根本原因；再确定瘦身目标，激励自己。阻碍消除，目标清晰，能身心合一地开始减重，能做到这一点，你减重的动力就已经翻倍了，接下去就能走得更轻松、更平稳。这时候，当你再次看到42天减重训练营时，会感到更多的喜悦，"啊哈，有这么多人成功过，我也可以试试看呀"！

# 找出你发胖的原因

想摸清楚自己发胖的原因，还是要从身、脑、心三个层面入手。

| 身心层面 | 原因 | 说明 |
|---|---|---|
| 身 | 导致发胖的饮食习惯 | √ 坚持吃致胖的食物、吃高热量食物、吃超过身体所需的量、机器人式进食模式和婴儿式进食模式<br>√ 过度节食与反扑<br>√ 无法区分饥饿感与其他身体感觉<br>√ 其他不良生活习惯导致发胖 |
| 脑 | 导致发胖的思维模式/信念 | √ 导致发胖的信念<br>√ 不懂区分脑饥饿与身体饥饿 |
| 心 | 导致发胖的心理需要 | √ 无效的心理代偿模式<br>√ 心理饥饿（情绪性进食）、系统性饥饿，以及对这二者的无效代偿模式 |

身体层面的原因是最容易观察到、最容易理解的，让我们先从这一层面开始探索我们是如何长肉的吧。

# 身体层面的致胖原因

## 坚持吃致胖的食物

让我们先来看一看李珈老师的一段分享。

我是李珈。我的瘦身之路是一个不断觉察的过程。刚开始瘦身的时候，我总觉得自己吃得也不多，怎么就会胖呢？进入瘦身训练营后，我开始关注每天吃的东西，我要搞清楚我每天吃的东西到底对身体有什么影响，于是我下载了一个 App，所以一边在瘦身营打卡，一边在 App 上打卡。App 的好处是能帮我分析吃进去的食物的热量和主要营养成分。对于每种食物，我除了看看 App 上的信息，还会去网上查更详细的信息。这样一周下来，好家伙，我终于知道自己为什么会超出标准体重 30 多斤了，原来我以为我吃得不多完全是个错觉。

我每天用来填饱肚子的东西，是以米、面、块茎类食物这些主食为主的。主食都是高碳水啊！别看没什么甜味，消化后都直接转化成葡萄糖了，属于妥妥的高糖食物。

我吃的量也超标了。**其实吃得多不多，不完全是看饱腹感，而是看你进食的量是不是超出了你的身体所需**。我爱吃巧克力、甜品、薯片，爱喝甜饮料。不是说早餐要吃好吗？我经常就是吃一大块蛋糕加一大杯奶茶。下午偶尔吃点心和坚果。坚果不是健康食物吗？好，多吃点，一次一大包。我第一次看到坚果的热量值时惊呆了！100克坚果只有一点点，但能占每日推荐摄入热量的37%！这一天一包坚果，吃个几天，即使其他什么都不吃，我还是会胖。我算了下，按以前的饮食习惯，我每天摄入的热量基本都超我基础代谢700多卡。这样算下来，几十年下来，我只超重了30多斤，我的身体算是客气的了。

我摄入的膳食纤维、维生素和蛋白质都不够，主要就是杂粮、蔬菜、水果和优质蛋白质食物吃得不够。这样，身体得不到足够的营养。比如，我的指甲特别脆，容易断。以前总以为是缺钙，所以吃了不少钙片和酸奶（酸奶为了口味好，加了很多糖），但没什么效果。后来每天认真吃蔬菜水果，特别是大量吃鸡胸肉、鱼、虾等后，指甲就变结实了。从来不留长指甲的我，第一次留了长指甲，结果一直没断过，直到长得不方便敲电脑键盘，我才开开心心地把指甲剪掉了。蛋白质能帮助分解脂肪，制造肌肉，加快身体的新陈代谢。当肌肉增多后，我的身体水肿也好了很多，充足的营养实在是太重要了！我偶然观察了一下周围人的饮食，发现绝大多数人的蔬菜和蛋白质摄入是严重不足的。无力、失眠、疲劳、水肿、体寒，很多所谓的湿气重、体虚的症状都与此有关。

我的另一个不好的习惯就是吃东西快。我经常在吃东西时刷手机或者和朋友聊天吃东西时心不在焉，经常不知道自己吃了什么，很快就吃掉了很多东西。我能吃这么快，是因为我基本不太咀嚼食物，还没有品尝出味道，嚼几下就吞下去了。这也造成我经常胃不舒服。

最可怕的一点就是，只要我遇到事情，情绪有波动，我都要吃。工作有压力了要吃；一个人出差感到孤独要吃；被甲方批评了要吃。不仅如此，发奖金了要吃；朋友见面要吃；项目成功了要吃；连听到一首好听的歌，一开心，我也要吃。

## 吃高热量食物、吃超过身体所需的量

之所以给大家分享李珈老师的经历，是因为她基本上踩了大多人无效饮食的坑，看看你是否也中招了。

√　进食高糖、高热量的食物而不自知；

√　摄入营养不足而不自知；

√　摄入能量超过消耗的能量。

以上这几种饮食方式，用一句话总结，就是坚持吃致胖的食物。如果你也有同样的情况，就要注意调整。如果发现你无法停止吃高热量的食物，一吃健康、营养的东西，反而感到痛苦，或者少吃一点高热量食物就无法忍受，那么可能"吃"只是一个表象，你发胖的根本原因藏在更深的"脑"或者"心"的层面。

有位朋友说,自己每次开心了,就特别想吃奶油泡芙。有时候甚至还在上班,因为工作上受了表扬很开心,会专门点很多泡芙,分给同事一起吃。她后来回忆起小时候吃泡芙的场景才发现,原来在她小时候,泡芙是种奢侈的点心,贵,还很难买到。父母会在家里有特别喜庆的事情时,坐车很久去买泡芙回来大家一起吃,于是她下意识地把泡芙和快乐挂钩了,有开心的事就想和别人一起吃泡芙,又费钱又长胖。当她意识到这点后,对泡芙的执念就消失了。

除了坚持吃让自己发胖的东西,李珈老师的故事还给我们展示了两种特别常见的导致肥胖的饮食模式,让我们一起来了解一下。

## 机器人式进食模式导致发胖

随便给你一台机器,让你说出机器和人的区别,你肯定知道"人是活的,机器是死的"。我们是人类,人类是生物。生物的特点就是机动灵活。我们不像闹钟,定了时间,到点就会叫。我们的身体随时都在调整自己以适应环境。一台机器工作了一段时间,肯定要加油,加油的量也是恒定的,但人不一样,今天的天气、你的活动量、身体的状态,都会影响你对食物的需求。

但是这个道理到了一日三餐上,很多人就想不明白了。不是按照自己身体的需要,而是像机器加油一样,一定要按时间吃够量才心安。比如,有些白领早上 9 点或 10 点才吃早饭,等到中午 12 点,大家都吃午饭的时候,这些白领距离吃早饭才 2 或 3 个小时,虽然根本不饿,但也要再来一顿。到了晚餐时间,还要吃一顿好的犒劳自己。如果晚上要加班或者有应酬,就再加一顿夜宵。如果是叫外卖,那每顿都不会有剩余,吃完为止。要知道外卖一般是按比大众平均饭量还多一点来设计的,免得被人投诉性价比低。总而言之,他们就是按别人的规律吃,而不是按自己身体的需要吃。长期这样下来,他们还会感慨说:"我吃得也不多啊,怎么就胖了?"

是,也许每顿单独看都不多,可是积累下来呢?

现代人的一日三餐更多的是一种文化习俗,不代表每个人的身体所需。据历史资料记载,中国人在农耕时代,是只吃两顿,没有晚餐的,所以才会有"过午不食"的说法。话说一天种地,天没亮,4 点钟就起床了,吃一顿好的。白天抓紧时间干活,中午再吃一顿。等到晚上,辛苦了一天,又没有电灯,太阳刚下山就早早睡觉了,还吃什么晚餐呢?《人类简史》里也提到一个研究结论,人类如果吃到饱,完全消化食物男性需要 4—5 个小时,女性需要 6—7 个小时。按一日三餐的规律进食,还每顿都吃够,就意味着上一顿的食物还没消化完,新的食物又进来了。身体自然会把多出来的食物转化为能量储存起来,变成肉。

有人会说,医生不是建议大家最好能定时定量吃饭吗?是的,医生没说错,但你要理解医生这句话背后的更深层的意思。如果你生病了,那你需要遵医嘱,定时定量吃东西、吃药。在健康状态下,则需要在对自己的进食有觉知的基础上遵守这条建议:定时,是培养身体的进食规律;定量,是建立在你对自己的饥饱有清晰感觉的基础上。特别是在瘦身期间,最好能慢慢掌握自己的饮食规律,在"不饿不吃"的前提下,找到最适合自己的进食时间和摄入量,别把"定时定量"当成多吃的借口。吃,是为了自己身体的需要,不是为了符合某个条条框框。

其实"吃"在很多时候也是需要刻意学习和练习的。机器人式进食模式反映的是我们对身体的感知不重视,自己的意识和身体感受失联了。这种失联是违反动物本能,被外界强制性训练出来的。比如,我们小时候摔了一跤,感到痛后大哭,但是父母对你说:"不哭不哭,我们要坚强!"打针时,你很害怕打针,你的父母在一旁安慰你,让你不要怕,于是我们从小就学会了,自己最本能的身体感受,比如痛感是不好的、不被允许的,是让父母担心害怕的,于是我们开始想干掉自己身体的痛和一切不舒适的感觉。

长大后,当你遇到挫折和压力,感到痛苦时,周围的人批评你说:"你怎么这么脆弱?"看到所有影视作品里、社会新闻里,都在宣扬那些坚强的人,他们才是有"男子气"的人,或者她们才是"伟大的母亲"和"伟大的女性"。随着我们长大,我们的理性脑已经更加发达了,可以完成用理智切断自己对身体的感觉的"壮举"了,我们终于成为那个不会让父母不满、达到社会标准的人了。在"吃"上，我们也就培养出了一种"赶快吃完好干活"的机器人进食模式。

## 婴儿式进食模式导致发胖

婴儿时期是人一生中生长发育最迅速的时期。如果你留心观察婴儿的食物，会发现基本都是流食。婴儿吃的东西都是不需要经过咀嚼、大口吞咽即可的奶制品或者糊糊，因为这种食物不需要经过复杂的消化过程，能够被快速地吸收，转化为能量。

我观察到很多人在吃东西时，会不自觉地采用婴儿的这种方式，一旦觉得饿了，就会吃得特别急，吃东西好像给汽车加油一样，不管自己在吃什么，都不怎么咀嚼，就快速、直接地把食物倒到嘴巴里。

有位大厂的程序员因为太胖，引起了各种疾病，也来减肥。我问他最近吃了什么，他完全回想不起来，只记得一日三餐都在食堂吃，吃的时候心里惦记着跑程序，食不知味，5分钟就吃完。有次他胃病发作，在办公室吐了，他的同事帮着清洁时，很惊讶地问他："你是不是晚餐吃了土豆啊？"原来吐出来的都是一块块挺大的土豆。

这种进食方式带来的问题就是对食物没有感知，对吃了多少也没感知。脑神经学的研究结果表明，我们从吃进第一口食物开

始,到大脑收到肠胃"吃饱"的信号,大概需要 20 分钟。如果你进食过快,其实已经吃够了,却还觉得饿,结果就是:

√　吃过量,而且是翻倍过量。

√　当我们对食物没有觉知时,也不懂得细心选择营养、健康的食物。油盐酱醋一股脑都吞进肚子里,容易摄入过多热量。

√　最后,这种进食方式还会加重肠胃的负担。咀嚼的作用是用牙齿切碎食物,和唾液充分混合。在这个过程中,唾液里包含的很多酶能帮我们完成初步的食物消化,然后再进入胃,进行后续的消化。这时候,食物应该是糜状的。如果没有充分咀嚼,等于消化的第一步被跳过去了,胃要负责消化很多大块的食物,负荷变大,长此以往,很容易引发很多消化道疾病。

这种进食模式很可能是从小就养成的一种习惯,要怎么做调整呢?第一步就是要先观察自己有没有这样吃饭。如果你发现自己有这种进食模式,先试着放慢速度吃,带着觉察吃,有些朋友发现这样很难,看起来很简单的事,就是做不到,那说明这个行为背后还有更深层的原因。后面我们会进行深入的解析,提供更详细的方法,帮助大家去调整。

"坚持吃致胖的食物""婴儿式进食"和"机器人式进食"这三种情况,简单来说,都是属于吃多了,摄入太多热量导致人们发胖。除了这几种情况,在一些过度瘦身的例子里,还会出现另一个极端,就是通过长时间断食、绝食、催吐等方式瘦身,后续却会导致身体报复性暴食的情况。这种进食模式,已经不是对瘦身有没有用的问题了,而是会严重损害身体健康,真的不要去尝试。

在小红书上,有位已经非常苗条的女孩仍然对自己的身材不满意。有一天,她得知自己以前暗恋的一位学长不久之后要到她的城市来出差,既开心又焦虑。她觉得自己还是不够瘦、不够美,于是在进食很少的情况下,断食一周。这一周掉秤的成果喜人,她一下减了快 10 斤。但欣喜若狂没一天,身体失控了,开始报复性进食,而且吃的全部是很难消化的油炸食品和甜食,导致她以前的轻微胃溃疡转为突发性胃出血,当天就被送往医院。住院 1 个月,不但没能见到学长,还比减重前增重 10 多斤。医生告诉她,以后再不能有任何忍饥挨饿的情况,不然还可能复发,最严重的可能需要切胃。这位姑娘在失去健康后非常后悔,一直告诫想瘦身变美的女孩子,对自己不要太苛刻,绝食绝对要不得。

极端断食和暴食在生理和心理上都有着非常复杂的成因。简单地说,就是人们因为对自我的严重不满,而产生的饮食紊乱,严重的,会破坏内分泌系统和自主神经系统,造成暴食症或者厌食症。如果你已经有这个苗头,我建议你认真阅读后续的关于难以瘦身的脑层面和心层面的原因,尽快调整。如果你已经有了病症,请立刻求助于专业医护人员和精神科医生。

## 无法区分"饥饿感"和其他身体感觉

人们怎样知道自己需要进食了？答案是当我们感到饿的时候。很多人理所当然地认为，饿就是进食的信号，只要感到饿，就要立刻吃。这其实是对饥饿感的误读。

不错，饿的确是在提醒我们，能量不够了，需要补充。同时，饿更是一个信号，表明身体在消耗储存的能量。一饿就立刻吃，身体根本没有机会消耗能量，怎么可能瘦呢？乔布斯在斯坦福大学的演讲中有一句名言"Stay hungry, stay foolish"，这句话直译过来是"保持饥饿，保持愚蠢"，意译是"求知若饥，虚心若愚"。如果你了解乔布斯的生平，就会知道他不仅在精神上做到了，他在身体上也践行着这句话。乔布斯长年坚持只吃七分饱，对事物抱有"我是无知的"探索精神，他还通过禅修了解自己的身心需要，所以你看他从来没有体重超重的问题。但是，饿了也不能一直扛着不吃，长此以往，身体迟早会报复回来，前面说过很多节食、辟谷反弹严重就是这种情况。那我们应当怎样理解和回应"饥饿感"这个信号呢？

我常说"不饿不吃，饿了要吃"，同时我也常说，"要和饥饿做朋友"，这两句话并不矛盾，意思是：

√ 每次饿了，不要马上吃，要给身体一点时间去消耗一些储存的能量；

√　饿了要吃,但在吃的过程中要留意和觉察饥饿感的变化;

√　进食只吃七八分饱,到量了就停,一口多的都不要吃。

说到对饥饿感保持觉知,我发现有不少朋友会把很多身体的感觉和饥饿感混为一谈。

有位朋友经常说,她中午吃完午饭了,会想额外再吃点。晚上下班后,如果这天比较累,也会特别想吃东西。但是如果她在餐馆或者超市里转悠买吃的,好像看到食物又没啥特别想吃的。因为她感觉肚子并不饿,所以她会随便买点零食吃,即使吃饱了,也还是会觉得饿。她听了 42 天减重训练营的课后,自己慢慢发觉,她的这种身体感受不是饿,是困了,想休息一下,所以哪天她熬夜了,没睡够,就会变得特别馋,当天就会吃得特别多。当她慢慢把困的感受和饥饿感分开后,她就基本不吃任何零食了,而是保证自己每天能够好好休息。

这个案例让我开始观察,人们会把哪些身体的不舒服理解成饿,结果我发现,啥都有可能。比如,运动后身体累了,肌肉酸疼在他脑子里就是饿了要吃东西的信号。天气冷了,身体需要的是喝杯热水、加件衣服,有些人也会认为是需要多吃。还有些人在生病、身体难受的时候会特别饿,吃很多。其实身体这时候需要富有营养的食物,反而不能进食太多,避免把能量都花在消化食物上,没有能力去修复身体了。

有个专业词汇叫作"特化",是指大脑在感知特定的感受或者控制身体做特定的动作时，都有一套特定、独立的神经网络。我们每个人的大脑最开始就像一个毛坯房，所有感觉和动作指令都共用一套神经网络。随着我们成长，在复杂的环境中学习，我们会给冷、热、痛、痒这些身体感受和抬手、动脚、伸脖子……这些身体动作分配不同的房间，一个房间负责一种感觉或者动作。"特化"比较好的人，神经系统非常灵敏和有序，就像一个大房子里，有洗手间、餐厅、卧室、书房、琴房……区分得清清楚楚、明明白白。生活在这样的房子里，生活才可能井井有条，不会乱。不然如果在上厕所的地方同时要吃饭、在玩乐器的地方同时要睡觉，这个人的生活就乱套了。

不能很好地识别饥饿感的朋友，很可能是大脑对一些感受还没有实现"特化"，也就是其他感觉和饥饿的感觉都分配在同一个房间。毕竟人类的神经系统非常复杂，饿是我们作为生物最基础的感受，而有些复杂的感受如果没能发展出特定的神经网络，就很容易和饥饿感混在一起。这时候，大脑会分不清这些感觉和饥饿有什么不同。

关于这种情况，最可怕、最极端的是"食人狂"。在奥斯卡获奖电影《沉默的羔羊》里，有个变态杀人狂，他的大脑分不清食欲和性欲，于是他越爱哪个女人，就越想吃掉她。这个电影虽然是虚构的，但这个病在现实中是真实存在的，所以电影显得特别真实和恐怖。

虽然我们不会因为分不清感觉就变成杀人狂,但我们会发胖,所以我们需要重新去观察自己的身体,把饥饿感和身体的其他感觉区分开,完成大脑的"特化"。比如,你发现自己一冷就很想吃,可以试着喝点热水,动一动,让自己暖和起来,看是不是还想吃。如果这时候发现自己不饿了,你需要给这个感觉贴个标签,告诉自己"这是冷"。多做几次下来,你的大脑就学会了,不需要在冷的时候提示你吃东西。

正确解读饥饿信号,是保证我们合理、健康进食的前提条件。不妨从今天起,在感觉饿的时候,和大脑做个对话,多了解自己吧,相信身体会用健康、美丽和轻盈来回报你。

## 其他不良生活习惯导致发胖

参加减重训练营的朋友们每天都会上秤称体重。他们会发现,不管前一天的饮食多么合理、健康,只要晚上没睡够,体重都不会下降,甚至会变重。不熬夜、保证充足的睡眠是瘦身的前提条件;反之,如果你熬夜、睡不够时间,或者睡眠质量很差,你的体型就容易走极端,要么特别容易胖,要么非常地瘦削,因为睡眠是我们的身体进行自我修复、调整的最佳时间。休息不好,容易导致内分泌紊乱、便秘、水肿、情绪不良、饥饿感加强等非常不利于瘦身的身体状况。

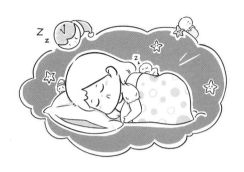

  第二种非常容易导致发胖的生活习惯就是躺着不动。睡够了能瘦，但也不能一直躺着不动。42天减重训练营不要求做剧烈运动、过量运动，但你要是一天都宅在家里，或者坐办公室里一整天，运动手环上的步数只有3位数，那你恐怕很难瘦下来。可以的话，请一定找到自己喜欢的活动，让自己动起来。

  我知道有些参加过一两期训练营的朋友，靠着节食，把自己饿瘦了。乍一看他们也瘦身成功了，但我认为他们没有掌握心理瘦身的本质，只是通过大家都要打卡的群体压力，强迫自己瘦了。一般这种情况，过不了多久肯定会反弹。我会邀请这类朋友再次听课学习，找到自己胖的根本原因，对症下药，而不靠节食来瘦身。

## 大脑方面的发胖原因

  身体层面的发胖原因，总结起来，绕不开"多吃少动"这几个字,这也是现在瘦身理论的主要观点。关于这一点,你随便上个网,看看小红书、B 站、抖音……有很多人分享他们的经验和方法。可是我们有这么多方法和教练,为什么瘦身还是这么艰难? 我前面也谈到了,那是因为身体层面的原因是表象,身体和行动上的转变也只是表面功夫。要想真正轻松瘦、持续瘦,我们还要去挖掘导致肥胖的根源——脑层面的原因。

## 导致发胖的思维模式或信念

我们假设在未来,车辆全部可以自动驾驶。你启动了一辆自动驾驶的车,想着现在要去公司,但不知道为什么,自动导航的设定却是去商场,而你对此一无所知。车一旦开动,每个零件都会按自动导航下达的指令运转,最后你会去哪里? 肯定是商场。如果你只是停下来,设法调整轮胎、方向盘、仪表盘,检查汽油甚至换油,车是不是仍然每次都会跑到商场去? 如果真是这样,我猜不管你怎么努力,不管对车的每个部件多么生气,你都没办法开着这辆车去公司。

我们在现实生活中是不会做这种事的。肯定会一发现走的路不对,就立刻先检查自动导航的指令,做出修正,保证我们能按时到达想去的地方。可是在瘦身这件事上,我们却一直在做类似的事,不断折腾身体,而不去修正无效的观念。

我们的每一个行动,背后一定都有大脑在发号施令。经过几千年的进化,我们掌握了一种本领,很多对生存特别重要的观点和信念,能在非常短的时间内就完成下指令的过程。就像我们走在路上,突然天上打响雷,几乎不带想的,身体就会有打寒战的动作。但其实我们并不冷,为什么会打寒战呢? 其实在这个动作背后,是大脑快速下了两个连续的指令,第一个是"危险! 把身体缩小点,皮肤绷紧点,保护自己不被雷劈",第二个是"危险解除! 赶快伸直身体,准备跑路",连起来就是一个蜷缩然后伸展的动作,和打寒战一样。只是这个过程太快,最长不过 2 秒的时间,所以通常我们不会对这些指令有所觉察。但是如果你仔细去觉察和回想,你还是能找出大脑发出的指令。而且因为人类可以用语言表达观念,所以所有的指令都可以写成一些带有观点的句子。这些句子,在心理学上又被称为信念。

发胖这件事背后也有许多信念在支撑着。如果对这些信念没有觉知,我们就和方向错误的导航一样,南辕北辙,越努力越肥,还觉得特别委屈、特别茫然。"我为什么减肥不成功呢?"对这些导致发胖的常见信念,我进行了分类和整理。各位可以先想一下自己的大脑里有没有下面这张表里列出的念头。如果有,可以做个记号,看看你有哪些胖的信念,又有哪些信念会导致你持续发胖。

| 信念类别 | 具体想法 |
|---|---|
| 找各种理由让自己多吃点 | • 太好吃了,多吃点<br><br>• 现在不多吃,等会儿会饿<br><br>• 这没多少,吃了不会胖<br><br>• 过节了就该吃吃喝喝,多吃点<br><br>• 来例假了,不多吃点会气血不足/身体消耗大,要补补<br><br>• 冬天就该贴膘了,多吃点<br><br>• 这顿多吃点,下顿少吃点就好了<br><br>• 瘦有那么重要吗? 吃了再说<br><br>• 不吃哪有力气减重<br><br>• 今天做过运动了,可以多吃点<br><br>• 看电影就该配爆米花和可乐/逛街就该喝奶茶/周末看电视就需要吃薯片/看球就要喝啤酒/到这里就该吃×××……(你可以写下来,在你的观念里,还有哪些场景和地点是必须和高热量食物绑在一起的? 哪些和高热量食物绑定的想法是被广告洗脑的?) |
| 自我界限不清楚,因为别人或者社会的要求而胖 | • 大家都吃,我不吃,多不好意思<br><br>• 爸妈/领导/客户……都劝我吃,不吃不给对方面子<br><br>• 不吃就没有朋友<br><br>• 我吃得少,会不会让人觉得我很"作"? |

| 信念类别 | 具体想法 |
|---|---|
| 自我界限不清楚,因为别人或者社会的要求而胖 | • 我才不是那种扭扭捏捏的女人呢!<br>• 他们(老公/老婆/男朋友/女朋友/父母……)喜欢我胖胖的样子或我埋头吃饭的样子<br>• 今天是×××下厨,要给他面子,多吃些<br>• 这是×××特意送的,要吃多点<br>• 帮朋友/孩子/父母……多吃一份<br>• 我都结婚了,还要那么漂亮/帅气干吗? 女人那么花枝招展就是不正经/男人有钱就可以(还有哪些性别刻板印象让你自我放弃?) |
| 出于匮乏的感觉多吃 | • 这个很贵,花了不少钱,要吃够本<br>• 不能浪费,一定要都吃完<br>• 这个是当地特产,不容易买到,一年吃不到几回,要一次吃个够 |
| 情绪性进食,为了其他感受而不是出于身体健康的需要去吃 | • 我都这么烦/可怜/生气/孤独/委屈/郁闷/无聊……,难道还不能吃点东西吗?(你可以想想在哪种情况下,当哪种情绪产生时,最想吃)<br>• 反正我就是个胖子了,干吗为难自己呢?<br>• 我好开心,吃点东西更快乐 |

| 信念类别 | 具体想法 |
|---|---|
| 情绪性进食，为了其他感受而不是出于身体健康的需要去吃 | • 这件事值得庆祝（比如项目结束了），赶快去大吃一顿<br>• 今天是个特别的日子（生日/结婚纪念日/朋友见面……）就需要开开心心地吃一大块奶油蛋糕/一大碗长寿面/一大份……（你可以圈出来一年有多少个日子，值得你大吃一顿，还可以标出在每个欢乐时刻，你觉得该多吃点什么，看看有多少热量） |
| 出于自我保护，避免危险而发胖 | • 变美/具有性别魅力是危险的<br>• 我胖还有人爱我，说明是真爱（这句话背后的意思是：这样才能保护自己不在感情中受伤）<br>• 这个世界的审美就是畸形，我才不要同流合污（我害怕自己变平庸） |

　　导致人们发胖的念头千奇百怪，这张表只列举了一些常见的导致发胖的想法。要知道，每一口多吃的食物，每一块超重的肉，都代表胖的信念。你可以多想想大脑对自己下的指令，看看自己的大脑会下哪些指令，把它们记录下来，这些信念对于我们更深入地觉察心灵的需要有帮助。你也能在后面的内容中，找到转化这些信念的方法。其实事情可能也没有那么复杂，不管你脑子里

飘过多少劝你"吃吃吃""胖胖胖"的想法,你只要告诉自己两句话就够了:

我只为自己的身体需要而吃;

我不饿就不吃。

## "脑饥饿"导致的发胖

除了脑子里的信念导致我们发胖,从生理的角度来说,还有一种因为"脑饥饿"处理不正确而导致的肥胖。比如,有一位减重训练营的参与者回想自己发胖的历史,结果发现居然是因为他太好学而变胖了。他的描述如下:

我有段时间密集地参加一些很棒的培训课程。老实说,这些课程的信息量还是很大的。有些课程内容非常考验人的脑力,要不断地理解新概念、运用新工具,过程很烧脑;有些课程能进入我的内心深处,激发我不断反思、自我探讨、自我成长。而且这类课程因为价值比较高,主办方为了让学员感到满意,会准备很多好吃的食物。而我上完课后会觉得比以往任何时候都饿,非常想吃东西,特别是高碳水食物和甜食。日常我看着就腻得慌的巧克力、小蛋糕,此时都会吃得比较欢快。因为我上课比较多,大半年里居然胖了 12 斤多。这难道是"知识的重量"吗?

这位学员的饥饿感是因过度用脑而产生的饥饿感。人类的大脑只占体重的2%—3%,但是会消耗掉全身20%—30%的能量,并且,大脑的能量消耗方式和身体其他部位能量消耗方式不一样。我们身体的其他部位,比如内脏和四肢,是以肌肉运动为主来消耗能量的。当我们的肌肉没能量了,要求补充的是全面的营养,包括水、蛋白质、碳水化合物、维生素、膳食纤维、微量元素等,但是大脑产生的饥饿感,在食物的选择上是完全不同的。

让我们先来看看大脑的组成和运作过程。大脑的主要组成成分是蛋白质,不同的蛋白质组合起来,形成不同的脑神经元。大脑的运作,靠脑神经元先通过血液获得氧气,再相互发送电信号,而电信号要通过水分进行传导,所以大脑在急速耗能的时候,会发出信号"我缺能量了",这时候,大脑最需要补充的是血氧和水分。

为什么我们在学习后会感觉特别想吃呢? 这是因为人类开始大量接收信息,需要在短时间内学习新事物的情况,其实在二战后才成为常态。毕竟在我国,1949 年前,能认字、不是文盲就算是有学问的人了。在这么短的时间里,我们还分不清楚这种新的脑饥饿的感觉和躯体消耗所导致的饥饿有什么不同。这时候,即使我们的肚子并不饿,也会非常想吃。如果这种大脑消耗的原因是情绪的大起大落,还可能带来多巴胺的快速消耗,所以我们不但想吃,还会特别想吃甜食。

这时候,其实人们需要做的是以下几件事。

√ 快速补充一些温水,能帮助电信号更快传导。请不要喝咖啡、能量饮料和牛奶等，含咖啡因的饮料会造成进一步的脱水，而牛奶、豆浆、汤等本质上是食物。

√　呼吸新鲜空气，比如做深呼吸、伸懒腰、打哈欠，能帮助增加血氧，加快脑内电信号的发射速度。

√　干脆做个静默觉察，放空大脑，做点身体活动，让大脑好好休息。

√　如果一定要吃甜食，建议食用水果等富含水分、维生素和膳食纤维的食物，避免摄入过多能量。这时候，不建议吃其他的食物，因为大脑没办法直接、快速地从食物里摄取当下所需。如果这时候你凭感觉吃下去了一堆东西，食物最终只能转化为脂肪堆积在身体里。

## 心灵层面的发胖原因

不知道你有没有这样的感觉，是你的肚子不饿，但你心里有个洞需要填满，所以不得不吃。这种饿可以称为心理饿，是导致我们发胖的最根本的原因。身体层面的行动、脑子里的信念，往往不过是心理饿的"打手"，只是在忠诚地执行它的命令而已。心灵是大脑和身体的总指挥。当人们因为这样或那样的理由需要更多肉时，大脑就会自动生成很多令人长肉的信念，指令身体跑在长胖的路上。这就是为什么人们都知道自己应该少吃些、吃健康些、多做些运动,但做起来十分困难。这也是为什么会有致胖的信念在我们内心深处生根发芽,且难以根除。如果我们对这个"最高指令"没有觉察,做不到擒贼先擒王,那我们做的一切努力可能都不过是一场又一场和自己的拉锯战。

心理饿的成因各种各样,每个人都有所不同,但心理饿的表现一般只有三种:

①情绪性进食;

②无效的心理代偿;

③系统性饥饿。

关于情绪性进食,我们前面已经谈得很多了,这里想重点和大家聊聊无效的心理代偿和系统性饥饿是什么,它们是如何让我们越来越胖的。

## 胖是我们在坚持无效的心理代偿

我们的身体经过了几十万年的进化,是非常有智慧的,其中一个表现就是它具备代偿功能。"代偿"是一个医学名词,是指一个器官出现病变时,身体的其他器官会变得更加发达,以求能够补偿病变器官的功能缺失。在生活中,我们可能会注意到,视障朋友对声音的敏感度远远超过没有视觉问题的人,他们用灵敏的听觉代偿视觉上的弱点。台湾有一位知名的残障画家,他小时候因为被高压电击不得不截去双臂。他日常生活的大量动作都依靠腿和脚完成,爱上绘画后,他能用灵活的脚趾控制画笔作画。这就是我们身体的代偿功能。

但是,当代偿发生在心理层面时,结果可能就没有这么正面了。很多人发胖,正是因为心里在坚持无效的代偿模式。

有一位想瘦身的朋友,发现自己每顿饭都吃得特别多、特别饱,甚至吃到想吐还不停。我请她回想是从什么时候开始有了这种进食模式,当时发生了什么,需要她吃进远超自己身体所需的食物。没想到,她很快就泪流满面,痛哭失声。原来,三年前,她的小女儿得了急病,没几天就去世了。虽然过去了这么长时间,但她内心依然牵挂着自己的孩子,一腔悲痛从来没有机会好好地表达。于是,在每次吃饭的时候,她会吃进两人份的量。每次吃的时候,她的脑子告诉她:"为你的孩子多吃点。"她用吃和离世的孩子保持了一种联系。

这个故事让很多想瘦身的朋友非常动容。很多人也分享说,他们自己也在用吃表达其他的感受和需要。

### 用胖拉开和父母的心理距离

有一位胖胖的女生回忆说,她小时候父母什么都要管,如每天什么时候起床、什么时候吃饭、什么时候写作业、什么时候睡觉……,每天的每件事都被规划好了,都要准确到分钟。当时,她的家庭条件一般,她没有自己的房间,一切活动都在父母的眼皮子底下,想看一本课外书都要打报告。之后,她慢慢开始发胖,因为胖能让她感觉和别人拉开点距离。

### 胖了是因为我不擅长交际

还有位白领提到,他曾经是个高挑的帅小伙,但换了一份收入高,同时应酬多的工作后,就开始发胖了。他每次参加应酬时,都吃得特别多,还特别想喝酒。他反思说,其实自己不太会来事,人际交往能力不强,所以每次应酬就会多吃,不是因为他有多饿,而是因为多吃就不用说话。

### 胖是我对母亲的爱与忠诚

一位女士是从青春期开始发胖的。回忆自己发胖的过程时,她才发现,她是为了母亲而胖。原来,在她十几岁时,父亲有了外遇,母亲非常痛苦,经常对她说:"都怪那个狐狸精!你看她每天打扮得花枝招展的,就是为了勾引男人,不是正经女人。"看到母亲的痛苦,她非常心痛,却又无能为力,于是她慢慢地把自己从苗条的小姑娘"养"成了和她母亲一样胖胖的中年妇女。不仅如此,她还不敢打扮,不敢穿好看的衣服,不敢主动追求自己喜欢的异性。经过了这么多年,她才恍然大悟,她的胖和不敢变美,就是为了避免成为母亲口中的"狐狸精"。她用这种"听母亲的话""和母亲同一阵营"的方式,表达对母亲的爱与忠诚。

### 胖是因为我阳光

不是所有的无效心理代偿都源于负面情绪。俗话说,心宽体胖,我们有个学员也是这样。他从小就是人群里的开心果,整天乐呵呵的,经常呼朋唤友一起聚餐,用他的话来说,就是"没有什么是一顿火锅搞不定的。如果有,那就再吃一顿"。甚至他的婚姻亮起了红灯,伴侣外遇离婚了,他也还是一副开心的样子,因为他觉得:"人生已经够艰难了,干吗要让自己不开心?"在瘦身过程中,他慢慢发觉,即使他只接受自己阳光、快乐的样子,他内心还是会有伤心、痛苦、孤独的感觉。他的内心深处从来不相信真实的自己是值得被爱的,所以需要用阳光、快乐和友好的面具包装自己。当他自己不愿面对这份不被爱的感觉时,这些被他隐藏起来的感受就变成了肥肉,牢牢地包围着他,好像在提醒他:"你需要看看真实的自己,好好爱自己。"

### 变胖是为了保护自己

李珈老师在欧洲留学时,曾遇到过一个不幸的女孩。她从12岁开始被继父虐待和性侵,到17岁才鼓起勇气说出真相,让罪恶的继父受到了法律惩罚。她在妇女儿童保护组织的帮助下,离开了自己从小成长的地方,住到了朋友家。这之后半年之内,她像吹气球一样体重增加了40多斤,从美少女变成了大胖子,而且她完全不收拾打扮。我第一眼看到她时,还以为是位30多岁的大妈。经过心理医生辅导后,她才发现,原来她是在用胖保护自己。在她的内心深处,她觉得年轻、美丽是件危险而可怕的事。通过变胖、变邋遢、变丑,她可以避免被男性关注,也可以隔离过往那些过于痛苦的感受。

很多有过霸凌经历的孩子、经历过严重身体伤害的人更容易发胖。大猩猩在打架时,皮质醇会使皮肤收缩,毛孔收紧,毛发竖立,使体形变得更庞大。人类虽然没有大猩猩一样的毛发,但背后那个"看起来更大就能更好地保护自己"的心理机制是一样的。人们在工作压力大、人际关系出问题、遇到人生危机、有重大心理创伤时,身体会很自然地通过长肉来保护自己。

通过以上这些故事,大家是不是发现,很多时候我们变胖,是因为心理想要达成别的目标,结果选错了方式,产生了南辕北辙的效果。

王阳明提出的阳明心学的核心理念就是人贵在"知行合一"。掌握知识和道理只是第一步,更重要的是要去做。他相信"心外无物,心即理",就是我们常说的"这个世界没有其他人,只有你自己"。看起来是外力导致我们发胖,其实背后都是心理的需要。有人发胖是为了更有力量,有人发胖是为了做个好人,有人发胖是因为心中有痛……每个人都需要了解导致发胖的行为背后有哪些动机。每个人都希望自己是安全的、被爱的、快乐的、轻松的。我们需要多巴胺、催产素和内啡肽,而不是吃和更多的肉。从动机出发,放弃无效的代偿模式,才可能保证身、脑、心一体,做到身心合一,从而实现知行合一。王阳明把符合内心需要的信念和行动称为"致良知",让自己的行为符合内心需要,就能达到事半功倍的效果;反之,知行不一,辛苦内耗却一无所成。如何做到"致良知"?最重要的就是对自己的代偿模式有觉察,然后去找到代偿背后的那个根源,就不需要再用吃来弥补,具体做法如下。

- 需要更多自己的空间,我们要学习建立自己的心理界限,勇敢说不。有条件的话,努力争取经济独立,自己搬出来住。

- 我们可以更关心妈妈,陪伴妈妈一起做很多快乐的事,鼓励妈妈找到自己喜欢做的事,而不是无条件地因为妈妈愤怒、伤心时的抱怨去牺牲自己。

- 用阳光、开朗掩饰痛苦,我们就看不到自己内心的真实状况,没办法照顾自己,没办法爱自己,更不可能遇到愿意爱你本来面目的人。爱自己意味着无论自己是好是坏,我们都能接纳自己,同时能每天进步一点点。

- 内心的创伤,无论是由心理问题导致的,还是由身体问题引发的,都需要专业人士帮助我们,让我们在内心深处能面对、接受、放下。

......

在指导人们瘦身的过程中,我听到了太多太多类似的故事。在这些故事背后,我看到了生命的坚韧和力量。不管遭遇什么事,我们都在努力自我拯救,努力追求快乐而有意义的生活。只可惜因为很多人没有掌握心理学知识,不懂自己的心,不了解自己潜意识里的需求,只能凭直觉采用无效的方式。希望这本书和42天减重训练营的课程,能帮助更多朋友运用正确的方式表达自己内心的需要,不再需要用代偿的方式去弥补自己,从而使自己越来越快乐,越来越美丽,越来越爱自己。

## 系统性饥饿

有些胖和你所处的系统有关。

这里的"系统"不是指电脑中的程序系统,而是心理学上的一个专业名词,可以简单理解成一个有相关性的人、事、物组成的整体。比如你和你的家人,通过你们的血缘或者婚姻关系组成一个家庭系统。一个企业,通过所有的员工、生产设备、物资、办公场所等,组成一个组织系统。一个国家,由所有的国民、国家的管理模式、地域文化等,组成一个国家系统。只要人、事、物有了连接和互动,一个系统就组成了。一旦一个系统形成,系统内的各个成员和因素就会很自然地开始相互影响,形成这个系统独有的特色和文化。

你和你父母组成的原生家庭的生活方式和生活习惯,和你爱人的原生家庭的可能不一样。当你和爱人组成属于自己的小家庭时,会通过两人的磨合形成和原来两个家庭都不一样的生活方式。同时,你们各自父母的生活方式,也可能会被你们的小家影响。慢慢地,你们会一起组成一个大的家庭系统,每个人在其中都有自己的位置和空间,影响着其他的成员,也被其他成员影响,最后形成你们共有的一些观念和感受。这个就是系统的威力。

从不同的系统角度来看体型这件事,也非常有趣。不同系统里的人,好像从出生开始,身材就有了一定的倾向性。

李珈老师生活在广东,经常被人问是不是东北人,因为她有175厘米的身高,骨架也比较大。在广东人眼里,这种身材的女性,恐怕十有八九是东北人了。事实上,人口统计学也比较支持这个看法,中国北方的省份,比如东北三省人们的平均身高明显超过广东地区。除了更高大之外,北方省份的人的肥胖率也更高。

在培训师圈子里有个段子,说冬天去北方上课,教室得大一点。不然教室里坐了很多高高壮壮、白白胖胖的学员,还穿着厚厚的冬衣,感觉教室要是不够大,就像是蒸馒头的蒸屉太小,活动就有点转不开身。但是去南方上课,教室反而要小一点。因为南方人都偏瘦偏小,学员坐在教室里就像春天地里的小韭菜苗,稀稀拉拉的。教室太小了,反而觉得太空旷,没人气。

中国人的肥胖指数基本呈现从北到南逐步下降的趋势。在不同的地域,人们的身材大有不同。有人说,那是因为地域能决定气候,气候影响人们的生活习惯,生活习惯带来了身材的不同。长此以往,我们通过优胜劣汰的机制,形成了固定的基因。

但这种地域和基因对身材的影响,只是一个大趋势。日本、韩国都比印度冷,但这两个东亚国家的人比印度人要瘦得多。瑙鲁共和国位于赤道以南约 42 公里处,是一个很暖和的国家,在全球肥胖排行榜上却位列第一名。一个国家或者区域的文化里所包含的饮食方式和生活习惯才是体型的决定因素。很多在北方长大的孩子,成年后到南方生活,可能习惯了南方的生活后,比起一直在北方生活的朋友会相对清瘦些,就是这个原因。如果你生活的环境里,吃饭习惯大鱼大肉,饭菜都是超大碗,大家喜欢聚在室内,不爱户外运动,你想瘦身可能都更艰难些,所以对你个人来说,地域系统和基因都不应该为发胖背锅。

除了宏观上的地域系统对我们身材的影响,对我们每个人影响更大的是我们的家庭系统,特别是我们和父母组成的原生家庭。

**家庭对一个人胖瘦的影响主要体现在以下几个方面。**

(1)父母的身材,这里面包括父母的基因;

(2)对食物的观点;

(3)父母对子女的期待;

(4)和父母的关系也会潜移默化地影响孩子的体型,包括成年的孩子。

父母的身材影响孩子的身材自然是不用说的。我曾经看过美国的一个综艺节目《减肥达人》,节目组邀请了体重严重超标的肥胖者,进行为期几个月的全封闭瘦身训练。在这个过程中,他们一轮轮地比赛,看谁减得最多,就能拿到大奖。节目开始前,简单介绍了参赛选手的情况,很多家庭都是几代肥胖,不仅父母胖,亲戚也胖。因为节目组请来的很多都是200斤以上的"重量级选手"，他们的亲属很多也是这种体型。据说有很多选手生来就胖，从小胖到大。我想这就是父母基因的力量吧！

他们吃起东西来，也很惊人。有一位选手，全家每人每天都要喝几升可乐，每顿吃好几个加大的牛肉汉堡。天天顿顿这样吃，食物的热量高、品种单一，而且他们通常都会以吃为乐趣。如果一个孩子不和大家一起大吃大喝，反而会被视为异类，被家庭成员排斥。孩子在这种环境中长大，也会养成同样的饮食习惯，不可能不长到200斤。

对咱们中国人来说也一样：家庭对食物的观点，直接决定着我们的体重。

我有位朋友，全家都是那种瘦瘦的身材，还总是标榜自己吃得多。我去她家吃饭才发现，她们家吃饭都是用比拳头大不了多少的盘子，只有我家餐盘二分之一不到的容量，一把蔬菜分两顿吃，看来她的"吃得多"和我的"吃得多"不是一个概念。她儿子离家读书后，她还是保持这么大的食量，也一直没有长胖过。

最有意思的是，他们家吃饭时，不会劝孩子多吃，吃饱就由孩子放筷子了。这个行为背后其实有个信号：孩子可以决定自己的感受，家人不会用吃来表达爱。在传统家庭里，一般都是由母亲准备每日饭菜，母亲非常习惯用喂食的方式表达爱。生活在有这种观念的家庭里，孩子是没办法拒绝来自家人的投喂的。孩子吃多少,是被母亲决定的,"有种饿是你妈觉得你饿"。这样的孩子长大后,遇到事情需要内心的力量和爱支持自己时,或者感到孤独、缺爱时,会用吃满足自己。

父母对子女的期待也会从几个不同的层面影响一个人成年后的体型,最直接的就是父母对子女体型的期待。

有位朋友想来参加瘦身训练营,又很犹豫。我问他原因时,他说他自己减重一直反反复复的,每年都成功减20来斤,然后又反弹回去,而且是一回老家后就反弹。原来他的母亲一直务农,在母亲的眼里,男人长得白白胖胖,戴着眼镜,斯斯文文的,像个城里知识分子的样子才好看。他现在就完全是母亲心中理想的样子,但他自己想瘦一些、肌肉更明显些。他自己独立生活时,饮食和运动习惯都比较好。一回家,母亲看到他,就觉得他又亏待自己了,天天要念叨,于是不用多久,他就又会变回她期待的模样。

这位朋友自己能多次成功瘦身,说明他其实是知道方法的,也具备做到的能力,但是所有的方法和理想的自我形象都敌不过母亲殷切的期待。从心理层面上看,他属于因为自我边界不清晰导致反复肥胖。只要一天不能区分父母与自己的边界,不能从父母的期待中独立出来并坚持自己的想法,那任何减重方法都会宣告失败。

我有一次和儿子一起出门吃饭。那次选的餐馆味道不错,我儿子吃得很开心。过了没多久,我看到他停筷子不吃了,就问他:

"你怎么不吃了？"我儿子说："吃饱了。"然后，我试着劝了一句，"好吃可以多吃点啊"。但人家虽然年纪不大，主意却很正，回答我说："饱了就不想吃了。"

我想一想，刚才我劝吃的那句话，不就是一个让很多人吃过量的说法吗？还附加着母亲对孩子的爱。我儿子还是能坚持他自己的感觉和决定，他从来就是不饿不吃，不管周围人怎么劝，绝不会多吃一口。他们对自己是饱还是饿，有很灵敏、精准的感知，而且把自己当作食物的主人，而不是被食物控制。儿子拒绝了我，却让我感到很骄傲、很放心。

除了父母对子女外在形象的期待，其他方面的期待也会潜移默化地影响孩子。

一位朋友有轻微的饮食紊乱，她提到自己从小在家吃饭就有点无所适从。每次吃饭，她妈妈都会让她多吃些，不然长不高，没力气。她还没吃几口，她妈妈又会批评她怎么不停地吃，不怕以后变成一个胖子吗？好像她怎么做都不对。在学业、工作、感情上，她的妈妈也是同样的模式。在她读书的时候，她妈妈天天叮嘱她不能恋爱，要好好读书，结果从高中开始，妈妈又会问她有没有人追，有没有心仪的异性。知道她一心读书、不关心异性后，她妈妈表现得特别失望，"你怎么成了个书呆子"？她长大之后，对体重也总是特别纠结，胖一点担心自己不美，瘦一点又担心生病。"我完全认同了妈妈的完美主义和她对生活的焦虑。"她说，"妈妈越是爱我，越是期待我方方面面都完美，我越害怕自己做不好。后来，我终于意识到，我达不到妈妈的期待，也没有人能做到。学会放弃妈妈对我完美的期待，我才开始掌握自己的生活，包括体重"。

上面我们看到的两个例子，好像都在说妈妈是我们发胖的"罪魁祸首"。我不希望给大家带来这样的误解，成年人需要对自己的体重负责，请不要甩锅给父母。本书中所有的例子，都是想用别人的故事激发读者的自我反思和觉察，从而使读者能更好地理解自己，找到适合自己的减肥方案。

如何能从家庭系统带给我们的负面影响中摆脱出来呢？很重要的一点就是理解自己和父母的关系。

**和父母的关系有这么几种：**

**（1）纠缠在与父母的关系之中——顺从或叛逆。**

纠缠意味着你可能是无条件顺从父母的。在这种情况下，也许表面看上去，你和父母很亲近，也没什么矛盾，但其实是以你放弃自己的感受和人生为代价的。一直做父母的乖孩子是违背我们每个生物体的本性的。我们在身体成熟后，都本能地要去追求属于自己的天地。违背了这一点，我们虽然可以一直享受当孩子的好处，却得不到自由，内心深处会积累很多说不出口的愤怒和不快乐。这些情绪会间接地转化成体重，压在我们的身体上。

纠缠也意味着刻意的叛逆。叛逆是一种绝对的关注，因为你的注意力都集中在想去对抗的对象身上。在这种情况下，我们的力量都用在对抗父母上，没有办法打开视野去看到自己未来更多的可能，本质上还在心理的"青春期"。这也会导致人们胖。

**（2）和父母在情感上疏远。**

有些人在生活上和父母的关系可以，对父母的起居饮食照顾得很好，平时也没什么矛盾，但是进入心灵层面，你会发现他和父母没有什么情感交流，对父母的感情出于责任和道德需要，缺少爱的流动。这就是一种和父母在感情和心灵层面的疏离。

人类的小孩是所有哺乳动物中最特殊的。小牛、小羊这些动物，生下来几个小时就可以自己跑跑跳跳了，但是人类生下来，大概要到2岁才有独立行走的能力。从生理上来看，孩子出生后，还需要妈妈一直照顾和陪伴，所以生物界有种说法：人类的婴儿在两岁前都可以称为"体外怀孕"。

除了生理上的这种需要，我们还有很强的社会需要。现代社会一般公认的成年年龄是18岁。这意味着大多数孩子在18岁前不具备在社会上独立生存的能力，他们需要充分的情感陪伴和教导。如果一个孩子很小的时候父母就不在身边，那么他就缺少和父母在亲情上的连接，他就会在情感上出现"亲子中断"；或者虽然父母在身边，但他遭遇过身体虐待、情感虐待或者长期生活在家暴、吵架的环境中，也会带来同样的问题。有大量对儿童心理创伤的研究表明，"亲子中断"能够造成大脑负责情绪和社交功能的部分异常。孩子和父母在情感上的疏离所带来的后果就是，在他们成年后,更容易出现暴食、肥胖,或是完全相反的极度瘦弱的情况。

除了"亲子中断"的创伤,如果我们和父母的关系中还有未表达的情绪和情感上的创伤,我们也很难减重。我从戒甜食的经历中就体验到,如果孩子缺少和母亲爱的联结,即使成年了,也需要吃很多能够刺激催产素和多巴胺的食物。在瘦身路上,需要有很强的意志力帮我们将瘦身计划坚持下去。如果一个人的内心力量不足,他是很难坚持的。和父母关系疏离的人,内心没有足够的力量,经常就会出现体重卡在某一个数字不动、计划无法坚持的情况。

**(3)完全接纳自己的父母。**

这个接纳不是说听父母的话,或者表面看起来关系很好,而是你可以接受你的生命是因父母而来,在内心深处认可自己是他们的孩子。同时,能够接受父母就是他们自己那个样子,不试图去"改造"他们。只有在这种情况下,孩子才可能有主见,从容过自己的人生。

系统对我们身材的影响,除了以上所述,还有一种非常特殊但非常深远的影响,就是系统性饥饿。

**系统性饥饿**是指你的原生家庭或者更久远的家族系统有过挨饿的经历。

还记得导致肥胖的信念里有这么一句话吗——"现在不多吃点,等会饿了怎么办?"细细想来,很多人对自己为什么会有这个想法感到一头雾水。他们本人并没有什么挨饿的经历，关于饥饿的记忆是父母告诉他们的。但是父母从小教我们很多东西，如果和我们自己的经验不符合，一般很快就忘记了。为什么偏偏把这个记这么牢呢？

这种莫名其妙怕饿的感觉，其实可能源自我们的长辈，一般在6代人之内。这并不奇怪，中国人能吃饱肚子没几年，我们的祖上谁还没挨过饿呢？饥荒特别严重的时候还饿死过很多人。这种深深的恐惧就在我们的集体潜意识里沉淀下来，跳过我们的理智，提醒后代无论如何都要多吃，免得再有人饿死。

有些人会记住这种饥饿的感觉，无意识地多吃。要知道我们脑子里保存的很多念头和感觉，不都是你自己的。我们的很多想法，包括对食物、对怎么吃、对爱、对快乐、对自己的看法……是从我们的祖先开始，经过很多磨难总结下来的经验，比如：

- 饥荒来了，大脑就学会了要快吃、多吃，不然就会饿死；

- 长得胖的人在缺少食物的情况下，存活的概率更大；

- 不同家族的人争抢土地、水源，得靠大家抱团才打得赢，才有机会活下去，所以每个人都要牺牲个性，优先满足集体的需要；

- 为了活下去，家庭里的男人要去挣钱，女人必须全心顾家，分工合作，每个人必须恪守自己的本分；

- 因为资源有限，能活着就不错了，要是把资源用在打扮、用在让自己开心上，怕不是得把自己饿死？

......

有一位催眠师分享了她一位来访者的情况。

我的一位来访者是内蒙古人。她找到我是因为家族遗传病，主要是由于体重引起的"三高"、脂肪肝和糖尿病。她现在快50岁了，她的父母都有这些疾病，特别是糖尿病会引起四肢溃烂，令她父母在晚年一直处于病痛的折磨之中。这两年体检，她也查出有"三高"和脂肪肝，医生结合她的家庭情况，要求她必须减肥。她感到非常害怕，但是怎么努力减重都没有效果。她想试试通过深度催眠，看看自己卡在哪里。

在我们进行个案咨询前进行了例行调查。我了解了她的进食习惯，发现她每餐的进食量很大，而且以高糖、高油和深加工的奶制品为主，但是她的日常生活里基本没有体力劳动。在听到医生的结论后，尽管她非常害怕，但也只是很小范围地调整了饮食和生活习惯。比如以前喝粥一定要加3大勺糖，现在变成加2勺。以前三餐都有油炸食物和甜品，现在变成两餐吃这些。我给她看了一份标准的瘦身食谱，问她有什么感觉，她说自己很想试试，毕竟健康问题已经刻不容缓。但是看到吃的东西这么素，量还那么少，她又觉得很焦虑，觉得自己肯定做不到。

现在问题已经清楚了，虽然理智告诉她需要少吃、放弃高热量的食物，但她内心还是有一点不支持这个决定。于是我们决定用深度潜意识沟通的方式，先去探索她对高热量食物和吃超过她身体所需的量的执念从何而来。

在催眠过程中,她看到一个帐篷里有很多人,应该是一家人或者是族人。他们都是牧民,正坐在一起开心地分享食物。那些食物金灿灿、油汪汪,有些还有糖衣包裹,散发出甜蜜的香味。四处还散布着奶酪、酒和很多热乎乎的汤。食物非常多,在毡毯上堆成了一座小山。每个人都在尽可能地吃,还在一起开心地聊天。每个人都长得又高又胖,长袍上的腰带只能卡在大腹便便的肚子下。

她告诉我,这是家族祖先的梦想。他们以放牧为生,为了保证牛羊有食物,需要在草原上不断游牧。草原分为雨季和旱季。雨季还好,牛羊总能有吃的,但是到了旱季就不好说了。特别是冬天,如果气候很严酷,不仅牛羊没有草吃,人也会挨饿。这时候,人不得不骑着马,赶着牲口到处找吃的,体力消耗非常大。遇到风雪天,要是没有厚厚的脂肪,或者没有吃饱,很可能就回不来了。一切草、菜,都要优先留给牛羊吃。人们的梦想就是吃上富含脂肪、能提供高热量的食物,还有可以存放很久、在游牧路途中充饥的硬奶酪。热的汤食,特别是酒,可以在严寒时救命。这些食物对他们来说,不仅仅是充饥之物,甚至关乎生死。

他们会在雨季拼命吃。等到旱季到来时,就无比怀念可以吃饱的日子。每年他们对新生儿的祝福都是"愿你有肉、有蜜、有奶,一生吃饱喝足,肥肥胖胖,不再经历饿死的恐惧"。一代代祖先的渴望和祝福就这样刻在他们家人的DNA里。直到她的父母不再放牧,在城里朝九晚五地工作,不用忍饥挨饿,不用受风餐露宿、风雪肆虐之苦,实现了祖先祝福的后半句话"不再经历饿死的恐惧",但那份祝福的前半句话"有肉、有蜜、有奶,一生吃饱喝足,肥肥胖胖"却成为"诅咒",变成了疾病的根源。

看清这点后,我邀请她和祖先对话,告诉他们,她现在已经不用担心会饿死,或者因为不够胖被冻死了。请祖先祝福她换个饮食方式,吃更多蔬菜、低热的食物,放下对高热、高糖食物的执念。也允许她变瘦,更好地去适应现代城市生活。

除了系统里因为饥饿带来的创伤,还有一些其他的系统创伤也有可能引发饥饿感。一般这些感受都埋藏在深层的潜意识里,让我们以为就是自己的感觉。这类饥饿信号的特点就是"莫名其妙""和我的个人经历不匹配",但是当事人会觉得特别有道理。对这类问题的觉察和处理往往需要专业的系统排列导师给予支持和帮助。

读到这里,我相信大家已经有了认知:会胖,必然有胖的原因。这个原因,必然对你,甚至对你的家人、祖辈有过很大的帮助。弗洛伊德作为现代心理学的鼻祖,曾经一针见血地指出过,人的每个观点、每个行为不管看起来多荒谬,一定符合一个最基本的原则,就是趋乐避苦。我们活着有一个最大的本能,就是追求生存的愉悦和快乐,弗洛伊德称之为"力比多"。胖就是为了追求快乐,只是很多时候你没意识到这个快乐。成功瘦身是一个对自我全面观察、理解和反思的过程。我们需要观察自己的日常行为，倾听大脑的指令，深入潜意识，进行自我了解、自我反思、自我觉察，最后，还要通过一段时间的调整和自我重塑，形成正确的思维模式。我希望你能步入这个旅程，也愿意陪伴你走好这段路。

第三章

想瘦，先要喂饱
你的大脑

# 觉察与转变

## 身体层面的觉察与转变

### 充分咀嚼

身体层面，也就是我们的行动，是最容易被自己观察到的。让我们先看看自己在吃的时候，有没有充分咀嚼。如果你是用"婴儿式进食模式"或"机器人式进食模式"，那么你吃饭时肯定没有充分咀嚼。如何判断自己有没有充分咀嚼呢？其实有个特别简单的方法，就是观察你吃每口东西有没有咀嚼21下。

为什么是21下？

我们先来看看食物进入口腔后，一个完整的进食过程分为以下几步：进入口腔—咀嚼—和唾液搅拌—成为食糜—吞入食道。

我观察过，大部分人在吃饭时，每一口食物的咀嚼过程耗时

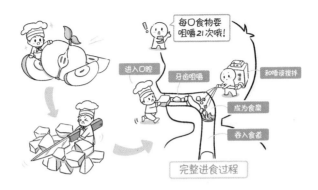

5—10 秒,也就是咀嚼 3—10 下。随便嚼几口就把食物吞下去了,从动作上来说,没有完成充分地咀嚼、和唾液搅拌、成为食糜的过程,吃下肚子的都是大块大块的食物。这对我们消化吸收是非常不利的。除了消化食物需要更充分地咀嚼,我们还需要在吃的过程中完成"感受"吃的过程。

**吃的过程**

食物在口腔里的时间虽然短,但也属于消化过程的一部分。

**唾液**:唾液是一种消化液,其中绝大部分是水,同时还含有黏蛋白和淀粉酶等。压力会减少唾液的生成量。当情绪紧张时,人们的血压上升,心跳加快,肺部吸入更多氧气,消化系统会减慢生成消化液的速度,包括唾液。

人的进食活动受大脑下丘脑腹内侧核(又称饱食中枢)和腹外侧核(又称饥饿中枢/摄食中枢)的控制。摄食中枢兴奋时,引发人们的进食行为;饱食中枢兴奋时,摄食中枢的活动受到抑制,人们产生饱腹感,停止进食。摄食中枢和饱食中枢就像两套控制系统,一个负责"开",一个负责"关",控制着我们的进食。

一般来说,吃得越慢,咀嚼的次数越多,就越能及时感到饱足,这是因为饱食中枢的反应是延后的。食物进入体内,胃肠道感觉膨胀后,就会把饱腹信号以神经反射的方式传递给大脑,大脑皮质再分别向摄食中枢、饱食中枢发出指令,后者在约 20 分钟后才能接收到信息,判断有没有吃饱。

现在,回到最开始的问题——为什么是 21 下?

第一,当一口食物被咀嚼 21 下时,唾液可以降低亚硝酸化合物对细胞的攻击,改变细胞突变计划,同时也可以解除化学合成剂、防腐剂等食品添加剂带来的危害。唾液还可以中和、消除食物中的致癌物质。

第二,一口食物咀嚼 21 下,可以使食物与唾液充分混合,能够帮助和促进消化,而且多次咀嚼能把食物磨碎,为肠胃减负。

第三,一口食物咀嚼 21 下对脑的刺激很大,由于刺激作用,荷尔蒙分泌增多,大脑的工作效率提高。

第四,一口食物咀嚼 21 下能够促进面部的肌肉活动,局部的血液循环质量也会有所提高,肌肤代谢活动活跃,面色自然红润。

第五,一口食物咀嚼 21 下还可以刺激胰腺,促进胰岛素的分泌,从而调节体内糖的代谢,能够降低血糖数值,预防并有助于糖尿病的治疗。

第六，一口食物咀嚼 21 下可以加快牙龈的血液循环，减少牙龈炎的发生，能够预防龋齿。

第七，一口食物咀嚼 21 下可以使食物更快地消化吸收，促使血糖升高，更容易让饱食中枢兴奋，较早出现饱足感而停止进食，从而达到瘦身的效果。这也是为什么有些小伙伴参加我们的瘦身训练营后，发现自己的老胃病有改善。

## 用秤说话

有一部我很喜欢的美剧叫《了不起的麦瑟尔夫人》，内容非常励志，里面的女主角的原型是美国第一位成功的女性脱口秀演员。她为了保持良好的形象，每天都会上秤称体重，还要测量自己的三围。她的这个习惯和我在瘦身训练营里提供的方法差不多：你需要每天上秤。有些希望减重的朋友觉得这样会不会太严格了，每天盯着这个数字，有意思吗？但是每天上秤对体重管理来说，是非常有必要的。为什么这么说呢？

现在，很多学校和公司都会在人们必经的地方放一面镜子，作为"仪表镜"。因为通过镜子，我们才能知道自己看起来是什么样的。你出门约会、见领导和客户时，是不是也会很自然地照一下镜子。除了衣着打扮，还看下自己的表情、状态是不是够好，并及时调整。不然等你到心爱的人面前才发现自己的脸是花的，到客户面前才被人提醒牙齿里有菜叶，那真是太尴尬了。

每天上秤的作用就是为我们提供一面"体重的镜子"，让我们每天及时了解自己的体重变化情况。管理学中有一句经典名言"没有数字化，就无法进行管理"。因为数字是不受主观感觉影响的，不会撒谎，而且数字是对情况最精准的呈现，数字的变化能帮我们准确地了解情况。上秤就是一个最简单、最直接的"数字化体重管理"的手段。通过体重的变化，我们可以知道自己做的事哪些有效、哪些无效，要做怎样的调整。

如果你接受42天瘦身训练，那么在这42天内，我建议你每天上两次秤。早上起床空腹称一次，晚上睡前称一次，并且两次都要裸体上秤，不然衣物的重量会影响体重数字的准确性。

早上上秤的作用是看看自己的体重和前一天比有什么变化。如果减少了，那么恭喜，证明你的减重有成效了。体重数字的减少会给你带来很大的成就感和喜悦感。如果数字一直保持不变甚至增加了，那么要查看前一天的打卡记录，看看自己有什么情绪变化，有没有按要求进食，查找问题出在哪里。

通常瘦身刚开始时，会比较顺利，每天掉0.2—1千克都是常态。也有瘦身训练营的朋友第一天就掉2.5千克的记录，看到这个数据我很惊讶，我还让对方检查是不是秤坏掉了。后来发现秤没问题，一天真的掉了这么多。到减重2.5千克以上时，可能会出现一个平台期，这是身体适应新体重的时间段，你要允许它存在。

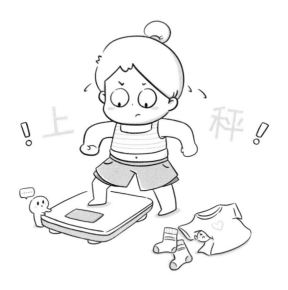

平台期持续 1—2 周都是有可能的。不要着急,保持新的生活习惯和觉察就好。

在整个过程中,你的体重也可能会增加。这太正常不过了。比如哪天水喝多点,有些水肿,一小时内体重增加两三斤也不奇怪。但要注意一周突然长 5 斤以上的情况。如果是大吃大喝了,就要审视自己在什么情况下吃了超过身体需要的食物量。如果还是日常饮食,甚至是瘦身期间更严格的饮食,就肯定是出现了"情绪重"。我经常说"情绪是有重量的",把情绪调节好了,体重才能回到正常范围。

晚上上秤是为了帮我们检查和回顾当天的瘦身过程管理得如何。一般来说,如果早晚数字保持一样,通过一晚良好的休息,第二天体重会有少许的减少,你的减重比较容易成功。如果晚间数字和早上相差比较大,比如晚上比早上重了2—3斤,你就要回顾当天是不是有情绪了、是不是多吃了,吃了什么、为什么吃,及时做出调整。

同时,我们要记住,数字只是一个结果。你不能只盯着数字,要能透过数字去关心你自己的身体和内在发生了什么。如果我们每天上秤对数字的关注超过了对自己的爱,超过了对瘦身过程的觉察,那也是走错了方向,是需要调整的。

## 脑层面的觉察与转变

### 用脑吃饭

除了消化食物需要更充分地咀嚼,其实我们还需要在吃的过程中去"感受吃",我称之为用"脑"吃饭。用脑吃饭时,我们对食物要保持两个认知。

#### 食物的味道

民以食为天,中国人是非常讲究吃的,还讲究要变着花样吃,就是为了满足人们的口腹之欲,但是食物一旦进入食道,我们能感受到的就只有饥或饱了,美妙的滋味只能在口腔里被充分感知。食物美妙的滋味所带给人们的欢愉感和满足感,恐怕有一多半是来自"味道"。很多人忽视了体验食物味道的重要性,一日三餐吃东西时,就像猪八戒吃人参果一样,都是囫囵吞下去了。你问他刚才吃的东西是什么滋味,只会说是甜的还是咸的,细节上一概说不出来。不知道吃的东西是什么味道,更谈不上享受这个过程,人生最重要的事的乐趣,因此打了很大的折扣。

一位奶奶有段时间得了比较严重的颈椎病。错位的颈椎压迫神经,导致她有段时间闻不到任何味道。吃东西时,也品尝不到食物的味道。那段时间,她的食量锐减,几个月瘦了好大一圈。她告诉我,自从闻不到味道后,吃东西不香了,吃啥都味同嚼蜡。吃饭不再是乐趣,而是任务,反正不饿着自己就行,就没兴趣多吃了。这个过程其实挺折磨人的。她做的菜也变得不好吃,家里人不那么爱吃了。后来,颈椎病治好了,她又能品尝到食物的味道了,特别开心,吃东西都要认认真真品一品,享受不同食物的滋味所带来的幸福感。特别有意思的是,从那以后,她发现自己不需要吃那么多了,一直保持着健康的体重,没有反弹。她自己的体会是,经过失去味觉又找回的过程,她好像能够理解美食家的乐趣了。原来食物真的有那么多不同的味道,酸甜苦辣,真的有不同的层次。每种不同的味道都能带给我们不同的刺激和体验,让我们产生更多的喜悦和满足感。"年轻的时候生活压力大,吃饭时,脑子里还想着其他事,现在竟然想不起来吃了那么多顿饭,都吃了些啥。"奶奶说,"现在开始,学着带着感恩的心细细品。挺好的。"

现代人比我们上一辈更加忙碌。一些人一边用饮食给自己解压,一边吃的时候脑子里在想别的事情,无法做到活在当下。一不小心就吃到撑,还觉得不够,其中不懂得好好品尝美味就是一个重要的原因。

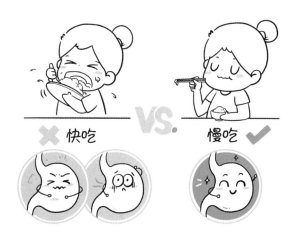

想美美地享受食物的滋味,就有必要让食物在口腔里待上足够的时间。拿最常见的大米饭来说,很多人说,"大米饭没味道"。其实如果充分咀嚼的话,你会发现,大米饭吃起来是微甜的,每种米的口感也不太一样。如果是当年的东北新米,你会在甜味里品尝到一股持久不散的谷物香。泰国米的口感会更糯一些。有些大米会更Q弹、有嚼劲。

## 觉察自己的饱腹程度

经常有人说"吃饭吃七分饱就够了",然而,很多开始瘦身的朋友并不知道"七分饱"到底是什么感觉,根本拿不准自己该吃多少。这就是因为平时进食太快了,和自己胃的感觉脱节了。德国有句老话描述了这种情况——不是饿得半死,就是撑得半死。看来这样不知饥饱的人全世界都有。

如何知道自己的饥饱程度呢? 一切身体感知的恢复,都要从放慢行动开始。苏炳添作为亚洲最优秀的短跑运动员,他为了提高自己的成绩,会把自己跑步的全过程录像,然后一帧帧放慢了看,找出自己可以改进的细节,再不断反复地跑动,体会不同,从而训练身体掌握更合理的动作。

吃饭也一样,先从慢慢吃开始,我们的身体和大脑的感觉能起到拍录像的作用。一口食物进到胃里,这是多大一口食物,你胃里现在是什么感觉? 再吃两口,有什么不同? 如果你以前对这个过程是没有觉察的,那么现在就需要给自己一段时间。一般经过几天后,你对什么是"七分饱""九分饱""十分饱"就有感觉了。

这里插个小知识,为什么很多人建议大家吃"七分饱"? 脑科学的研究表明,我们吃的食物进入胃里,到底是饿还是饱,信号传到大脑,大脑再反馈给消化系统,需要 20 分钟甚至更长的时间。你即使很慢地吃,吃到有七八分饱的感觉时,其实量已经足够了。你要等到大脑信号反馈过来再停,就吃过量了。

## 用"新"消耗

我回忆自己过往没有刻意瘦身但体型最好的几个阶段,好像都是生活有变化,但没有给我带来特别大压力的时期。最明显的是我大学四年级毕业,在校写毕业论文的那 3 个月。那个时候,我已经拿到了 offer,对未来有了期盼。为了做好进入社会的准备,我一边认真写毕业论文,一边做了很多新的尝试。

比如,我开始每天早上和室友一起爬山锻炼身体,晚上参加一些和我到同一城市工作的同学组织的社交活动。为了不留遗憾,那 3 个月我还把大学所在的城市好好转了转,去了以前一直想去,但没去过的地方。我以前的衣服都是我妈帮我买的,因为家庭条件一般,几乎没怎么逛过商场,所以一年也没添过几件新衣服。但那几个月,为了准备两套好点的职业套装,我自己去逛了几家大型的商场和服装批发市场。在买衣服的过程中,我发现自己对观察城市的不同区域很有兴趣,于是我还跑去逛了食品批发市场、农贸市场,看看价格,研究下当地人吃什么、喝什么。我毕业时,跑去称了下体重,才发现体重掉到了整个大学期间的最低值,比我大三时轻了 12 斤。

这是一位朋友听说我在研究减重问题时分享给我的经历,相信很多朋友也有类似的经历。我们说瘦是因为你的消耗大于摄入,所以很多人开始每天计算所吃东西的热量和运动燃烧的热量,试图用简单的热量加减来控制体重。

但是人体是非常复杂的,现代医学也证明,虽然消耗>摄入的理论是瘦身的基础,但瘦身的过程并不是简单的吃东西摄入的卡路里减去运动消耗的卡路里的过程。身体的能量运作,涉及消化系统、神经系统、血液系统、内分泌系统、肌肉系统、免疫系统、循环系统……简直就是身体的方方面面,是个整体工程。所以,你会看到,有些人不断控制饮食,甚至每天只吃水煮菜,摄入热量只有400—500 卡路里了,但他们还是不会瘦。我们训练营里有学员试过多天辟谷不吃东西,但是一两肉都不掉。

对我来说,我更喜欢用"心"去瘦、用"脑"瘦,其中很重要的一条就是尝试一些新事物,最好是那些你一直渴望去做,却一直没有行动的事。比如,学一门新的技能、认识些新朋友、参加新的社交活动、发现一些新的游玩地、发展一个新爱好、开始一种新的体育运动……你会发现自己好像自然而然地更有活力,活得更有希望了。"新"的事物能加强我们大脑的消耗。前面提到过,人类大脑会消耗整个身体能量的 20%—30%,并且当我们投入地去做新事物时,我们会变得兴奋,身体的经络更顺畅,体温升高,血液循环增强……这些也能同步提升身体的基础代谢水平。

很多人认为,人到老年,新陈代谢下降是必然趋势,但现在对这一观念也有了很多新的研究结论。我们的精力越来越差,越来越不爱动,很可能不是因为衰老,而是我们相信和习惯"我只能这样活"。年轻的时候,我们相信未来有无限可能,总是愿意认识新的人,随时准备开始新的生活,身体的整体代谢能力强,随时为我们做出新的探索做好准备。随着年纪渐长,人们开始出现分化。那些认定自己"已经就是这样"的人,衰老的速度比愿意探索新事物的人快得多。

《身心医学》期刊上曾经刊登过一篇由蒙彼利埃大学的斯蒂芬所写的研究文章。该研究对 1.7 万名中年和老年参与者进行了跟踪分析,其中一项结论是:大多数人感觉自己比实际年龄小 8 岁左右,但有些人觉得自己比实际年龄更大。那些觉得自己比实际年龄大 8—13 岁的人,死亡风险高出了 18%—25%。甚至当控制了其他人口学因素,如教育、种族和婚姻状况时,这些人仍会承受更重的疾病负担。研究分析表明,这很可能是因为内心对年龄的认知所带来的性格变化。认为自己更年轻的人,即使年纪增长,仍然可以享受很多活动,比如旅行,或者培养一项新的爱好。通过主观年龄的判定,可以预测身体活动的模式,而身体活动的模式直接影响我们的身心健康。

在这一点上,我相信会有更多的医学研究成果出炉。对于想瘦身的朋友来说,我给的建议就是,去做些新的事情吧。在瘦身训练营的 42 天里,我会要求参与的伙伴们找 3 件新的事情去体验。你不妨也试试,看会不会有意外的收获。

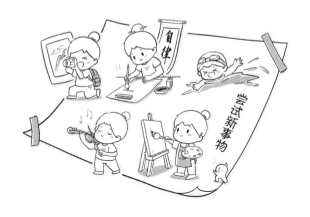

## 心层面的觉察与转变

### 减掉情绪重量

在瘦身过程中,我反复说的一句话是"情绪是有重量的"。你的情绪起落对体重会有非常大的影响。你去看现在比较严谨的体重管理方法,都会要求你做好情绪管理,但是很多方法因为缺少足够的心理学知识作为基础,只会告诉你"不要因为情绪进食"。这句话很好,但几乎做不到。前面有太多例子说明,情绪是无法简单地被意志力控制的。要想减重,先要学习如何运用心理科学来帮我们做好情绪管理。

说到情绪问题，很多人会说，"我要控制好自己的情绪"。"控制"这个词一出现，就代表你认定了，第一，情绪不属于你自己；第二，情绪是在你管控之外的。否则像心跳、呼吸、消化，这些生理过程每天都很自然地在进行，哪里需要你去控制？我们管理不好情绪，误区就在这里，错把情绪当成了身外的、需要刻意去控制的、疯狂的东西。当我们有这个观点时，我们对情绪，特别是负面情绪，会有两种态度："我不接受"或者"我没感觉"。

面对负面情绪时持"我不接受"的态度，就是我希望它走开，不想看到它，就好像你听到快递员在门口按门铃了，你就当作没听见一样。

有位心理咨询师辅导过一位受过性侵的女士。这位女士开始回忆自己的受害过程时，一直在笑，甚至哈哈大笑，直到笑出了眼泪。这位心理咨询师一针见血地追问她："回忆这么痛苦和可怕的事，你为什么会笑呢？"听到这句话，她的笑容凝固在了脸上，然后她捂住了自己的脸，全身开始发抖，说不出一句话来。那段经历对她来说，太可怕了，她无法面对，只能用笑声来逃避。

这种笑其实是一种掩饰和逃避。如果这时候你问他们怎么了，他们会跟你说："没事啊，我挺好的！"其实他们就是想逃避负面情绪。

除了逃避，面对负面情绪，有很多人因为各种原因只能忍。比如，今天我跟朋友发生了冲突，我害怕伤害友谊，所以我不说，憋在心里，还假装自己和对方相处得特别好。瘦身训练营里有不少朋友的情绪压力来自家人，我记得有位朋友觉得父母对兄弟姐妹特别偏心，自己感到委屈得要命，但是又害怕说出来会破坏关系，于是不敢说。最极端的是夫妻之间出现了很大的矛盾，例如对方出轨了或者自己被家暴了，因为各种原因也不能说。还有些人，被人压一头，比如遇到老板不讲道理、导师行事不公平、父母管控欲很强，等等，但由于被人掌握着经济或者资源的命脉，所以也没办法说。这个不能说，不仅是没有人能诉说、没有人可以听，甚至连自己都没办法对自己说，没办法安抚自己，真的是活人被情绪憋死，难怪现在"郁闷"这个词这么流行。这种压抑，只有亲身体会过的人才知道有多难受。

如果情绪在很长的时间里都被自己排除在意识之外，一直没有机会表达，渐渐地，我们对情绪的敏感度也会变低，导致我们没办法很好地感受自己的情绪。

有些老好人很难感受到愤怒的情绪。我有个女同事，有一次客户误解了她，把她狠狠骂了一顿。她挨骂的第一反应是呆住了，不作声，还给客户道歉。我悄悄问她，对方冤枉你，你不生气吗？她"啊啊啊"半天，说"这有什么好生气的啊"。结果过了几分钟，她好像终于反应过来，突然哭起来了。我问她哭什么，她说自己太委屈了，明明不是她的错。被人冤枉了，不该觉得生气，说明情况，为自己辩护吗？她说自己不行，做不到。也是，一个人连自己生气都感觉不到，何谈运用愤怒来保护自己呢？后来有机会与她深聊我才知道，她小时候曾经被父母送给亲戚抚养，10 岁才回到父母身边。亲戚和父母都一直教育她要做一个听话的女孩子，不可以暴躁，不能顶嘴，她很害怕被再次送走，不敢违逆大人。久而久之，她已经忘记生气是什么感觉了。我观察到有很多女士可能是太乖了，特别像她，把愤怒误解成尴尬和委屈。

而在男士那里，情况又不一样。如果是男士遇到这种问题，有些人会跳起来指责对方有问题，而不是在表达愤怒后把事情说清楚。这些男士容易把愤怒理解成被攻击，一定要打回去，结果不仅没有解决自己被误解的问题，还可能惹恼了客户。

如果不能感受到生气或愤怒，最后你的情绪都会因为没有被宣泄而在心中累积。为什么会这样，因为愤怒传递的信息是你需要调用力量来保护自己。只要这个信息没被你收到，你用其他方式试图缓解不舒服的感觉都是无效的。

如果一直不感受、一直不接受，你猜情绪这个快递员会怎么做？情绪是很忠于自己的工作的，信息送不出去，它会一直努力，甚至会开始"暴力拆家"。情绪被憋到了极点，就会像高压锅一直不能放气一样，最后会爆炸。这种爆炸可能会体现为暴力的行为，比如用吼叫、打骂，甚至用伤害别人的方式宣泄出来。如果暴力的行为做不出来，就只能转而伤害自己的身心，比如抑郁就是由于无法表达的情绪转化为自我攻击,还有很多身体的疾病,典型的像胃病、无名头痛、肠易激综合征……都是情绪久压不通的结果。

"不接受""感觉不到"或者"情绪爆炸"都是不健康的情绪流动。这三种应对情绪的不当方式可能引发大量进食。因为这些情绪会激发我们大脑中管理求存本能的爬虫脑,求存反应会在短时间内激发身体进入"备战"模式,准备打斗、逃跑。如果发现前两者都行不通,大脑会激发身体的各个系统进入"麻痹"状态。而在"麻痹"状态下,就像在冬眠的熊一样,身体会本能地减少消耗,并且尽可能地在低能耗状态下觅食,补充能量。

爬虫脑,是大脑在第一阶段的演化,是我们大脑中最古老的部分。它一旦启动,就意味着这个生物判断自己处在生死危机之中,是一种高度紧张的状态。如果是因为不接受、不面对负面情绪而导致这种状态,当事人就会一直无法解除本不存在的"生死危机"。能不能瘦身也许是次要的,这种持续高压的状态对人的身心都会有很大的伤害。

我有一位朋友是潜水教练,他告诉我一件事。有一次,他作为新手在进行潜水训练时,曾经在下沉过程中看到一条海蛇游过。出于本能,他有几秒钟比较紧张,心跳加快了几下,然后就恢复正常了。没想到就是这短短几秒,就把可以用半小时的潜水氧气消耗完了,他不得不重回海边换氧气瓶。经过这件事后,他就专门留心负面情绪对人们潜水的影响,发现在不带任何装备的情况下,当他的身心放松时，是可以很容易浮在水面上的。然而，一旦有紧张的感觉，整个人就会马上往下沉，原来紧张等负面情绪是真的有重量的。我们训练营里的学员因为每天都要上秤打卡，对此更有感觉。只要前一天自己有过负面情绪，体重一定会涨。特别是前一天有过生气、愤怒、郁闷、委屈这些情绪时，体重涨得特别快。如果将这些累积的情绪发泄出来，是能减少体重的。管理好自己的情绪，对体重管理是非常重要的，甚至比你吃什么、做什么运动都更重要。

负面情绪来了，不接受不行，不感觉也不行。很多人就会问了，我只会这两招，现在我该怎么做？要知道情绪和我们的心跳、呼吸、消化一样，是一种本能，你要做的就是让情绪像其他生理过程一样，自然地发生，自然地消解。这里让我们先了解一下各种所谓的负面情绪有什么作用。

### 愤怒

愤怒是哺乳动物最基本的一种情绪。你养过或者接触过宠物就知道，猫猫狗狗也会愤怒，几乎所有的哺乳动物在遇到危险时都会有愤怒的反应。为什么小狗比大狗更容易生气、狂吠呢？就是因为小狗的体型很小，对危险的敏感度比大狗高。你不招惹它还好，一旦你逗它稍微过分点，让它感到危险，它就会疯狂地用吠叫的方式威吓你，保护自己。因此，愤怒是我们在遇到危险时，调动力量保护自己的一种方式。

这个危险可能是真实的,比如有人来抢劫,我们为了保护自己的财产和人身安全,就会愤怒地和对方搏斗。但很多时候,危险只是一种主观的个人感受。特别容易愤怒的人,可能就是内在的安全感不够。在这种情况下,一句话、一件小事都会让他受伤,需要用愤怒反抗。有些有暴力倾向的男性,特别不能容忍事情不按他的设想和安排来,因为这会破坏他对世界的掌控感,破坏他的安全感。那怎么办呢? 用暴力手段让不听话的人听话,他就会感觉好很多。

当我们了解了愤怒情绪想表达的意思之后,我们就知道,愤怒是有很好的一面的。它在试图保护我们,帮助我们取得想要的东西。一个很难感受愤怒的人,往往是无力的,界限感是很弱的。这种人很容易被人越界、被人欺负、被人操控,所以,培养对愤怒的敏感性,才有可能保护好自己的界限。如果你是不会生气、经常感到自己受欺负却无奈的人,就需要学习感受自己的愤怒,理解在每次愤怒的背后,自己想捍卫的是什么、内心的需要是什么。了解自己的内心边界,才可能从无奈的情况下走出来。同时,对那些很容易就爆发的人,要学习的则是如何去表达自己的愤怒,通过沟通、谈判去争取自己的利益,而不是用暴力或无理取闹来宣泄情绪。

在减重的过程中,有一次快下班时,领导把我叫过去,指出我新接手的工作上有差错,而且整体业绩不如另一位同事负责时好。

当时，我就感觉整个人心慌、胃疼、头痛，没办法专注。我听着领导的话，想都没想，就一个劲地道歉。回到家，我的心情非常不好，迷迷糊糊就睡了。第二天起床后，心情还是很差。一上秤，一夜之间就重了1斤多。我想这肯定是昨天的坏情绪导致的了，于是我冷静下来，认真回忆了整个过程，也和自己的潜意识进行了对话：到底是什么情绪呢？噢，我在生气。我为什么生气呢？领导说的出错、业绩不如同事都是真的。噢，因为当时我是不愿意接手这个工作的。其实这个工作很麻烦、琐碎，对整体的业绩帮助也不大，主要是对部门的整体工作有好处。原来的同事虽然业绩好，但她升职后就不愿再继续负责这项工作了。领导交给我的时候，一直说他会帮忙，但其实在整个过程中没有任何人协助过我，我就是靠自己摸索的。这个过程其实是很艰难的，不出错是不可能的。我其实是需要领导公平地对待我，也需要他兑现交接工作时说会帮助我的承诺。理解了自己愤怒背后的需求后，我还是有点担心，因为昨天沟通时没能觉察自己的情绪，当场就给领导道歉了，现在再去表达我的想法，会不会显得我不讲道理呢？

一想到自己昨天就那样给人道歉了，我心里又难受了起来，我继续和自己对话：现在我还在生什么气呢？噢，我在生自己的气。气自己不辩解，一听到别人批评自己就先认错，都没有认真考虑过前因后果。好的，我承诺，以后都会对生气的感觉敏锐一些。先爱自己，照顾好自己。这时候，我身体里堵着的气才顺了点。

想清楚愤怒告诉我的信息后，我决定鼓起勇气来为自己做点事。上班后，我先找了领导，说我昨天和他谈话后，情绪非常不好，我生气了。因为我认为他昨天对我的评价是不公平的，也说了我需要培训和指导，需要有人帮忙，才能确保新接手的工作顺利推进。在整个谈话过程中，我虽然心里很紧张，心一直怦怦跳，但表现得还挺淡定的。我还一直在担心，如果领导还和昨天一样，我该怎么办。没想到，领导还是挺讲道理的，不但认同了我的想法，委婉地给我道了歉，还和我一起拟了一个后续计划，给我指派了一个临时小助手。

这次谈话后，我感觉轻松多了，内心充满了力量。没想到原来不争不吵、认真平和也能争取到自己需要的东西。我想后面不仅能把工作做得更好，减重肯定也会顺利的！

这里总结一下，当我们愤怒时，怎样管理好情绪。

（1）尊重你的愤怒，欢迎它，感受它，不要害怕自己的力量。

（2）了解自己生气的原因：你需要保护什么？你想得到什么？

（3）用合理的方式表达你的愤怒。你可以简单地说"我生气了！"，把你的情绪说出来，而不一定非要大吼大叫。

（4）试着用更合理、不伤害他人、不伤害自己的方式去争取自己的利益。这可能需要你有更强大的内心，或者更好的沟通技巧，你可以去学习。

记住：愤怒是为了捍卫你的利益；你必须表达愤怒，让能量流动起来,而不是宣泄愤怒;不要因为愤怒伤害任何人,不管是别人,还是自己。

## 悲伤

悲伤,是最难面对的一种情绪。悲伤意味着你失去非常珍贵的东西或者得不到你想要的东西,我们有不舍,想回到过去,却无能为力。佛家说有八种苦难是每个人都会经历的,其中有两苦——求不得、爱别离,都是在谈悲伤。失恋、亲人离世、宠物离世、突然生病、失去身体的一部分、离开久住的地方……都会悲伤。悲伤和愤怒不同,愤怒一般是当下一种情绪的爆发,悲伤却是一种更加持久的情绪。

一位动物学家在猩猩保护区里,曾经研究过一只母猩猩。它曾经连续三年习惯性流产,每年在繁育期,它都能顺利怀孕,但是每次生出的小猩猩都是死胎或者出生就夭折。这只猩猩在第一次失去孩子后,一直带着小猩猩的尸体到处活动,直到尸体腐坏。这时候,它可能意识到它的孩子是真的活不过来了,于是就找了一个山洞,不吃不喝不动。动物学家非常担心它,每次都偷偷给它送去吃的,它只会吃保证自己不饿死的量。这样3个月后,它才从洞里出来。第2年,类似的事又发生了一次。到第3年时,这只猩猩进入山洞后就直接绝食了。失去孩子的母猩猩最终被悲伤打倒了,想和小猩猩一起离开。这年,刚好有一只小猩猩因为妈妈难产过世,需要一个养母。动物学家就试着把这只小猩猩交给这只悲伤欲绝的母猩猩抚养，它好像能够接受这只小猩猩，于是停止了绝食，活了过来。后来它成了一位优秀的母亲，把这只小猩猩照顾得很好。

现代人好像已经丧失了面对悲伤的本能。比如，当遇到亲人过世时，很可能在很长一段时间内，都无法接受他们离开的事实；或者强装坚强。如果是这样，这份悲伤就会一直紧压在我们的心中。悲伤是一种需要给自己时间慢慢恢复的情绪。

悲伤可以分成几个阶段，人在每一个阶段有不同的表现。最开始会有很长一段时间，我们无力面对，不承认我们痛失所爱。我有位邻居，他的妈妈突发疾病，一夜就没了，他那时候只有 14 岁，每天傍晚 6 点，他还会和以前一样，到阳台看妈妈回来没有，因为他觉得他的妈妈还会和以前一样，下班买菜回家给他做饭。

经历了这个阶段后，人们慢慢明白失去的已经无法挽回了。这时候，可能会进入一个麻痹阶段。人们用冷静、麻木的方式撑着，不让自己被痛苦压垮，所以有些人，他们的父母去世后，他们不哭不闹，很冷静。有些人会全力投入工作，把自己累垮也不停下来。其实这时候，他们是需要这种麻痹来逃避过度的悲伤。

之后某一天，人们才能接受事实，面对自己内心的痛。这时候，才可能哭得出来，但是如果我们就此沉溺在悲伤中，其实也是一种压抑。很多失恋的人，会一边哭一边暴食。我记得有一位女性朋友，在失恋后一个月不到，胖了 10 多斤。原来她每天下班后，就打开电视,一边看一边点一堆外卖。悲伤的情绪其实是在提醒我们:真的不舍得。我们的这种感受需要表达,也需要通过表达,和我们失去的东西做一个情感上的重新连接,这样才有可能舍弃用吃去代偿心理需要的方法。

我曾经辅导过一个个案,案主的妈妈在她很小的时候就离开了她。她那时候太小,无法表达内心的悲伤,以至于这份悲伤一直压抑到她成年。她的肥胖很大程度上就是由这种情绪导致的,所以我带她表达对妈妈的不舍和爱,引导她在心里对妈妈说:"是的,妈妈我很舍不得你。是的,妈妈,你不要走,请你留下来! 妈妈,我爱你!"这种表达能帮她与妈妈的爱重新建立连接。当她能连接到这份爱时,也就意识到,她对妈妈离开这件事是无能为力的,但是这份爱永远都留在她的心中。

这份连接重建后,我们可能还会在很长一段时间里带着悲伤生活,直到我们能够和失去共生,直到它不再影响我们的健康和未来。从减重的角度说,我们学习面对悲伤,是为了让情绪流动起来,让我们的身心进入一个平衡的状态,能更快地恢复健康的体重。

**焦虑**

焦虑被称为我们这个时代的"时代情绪"。我们大部分人都体会过这种情绪,如焦虑工作和收入、焦虑疫情什么时候能过去、焦虑孩子的教育、焦虑自己的养老、焦虑身体健康……处在焦虑中甚至是一些人的常态。

焦虑的关键就是:我无力承受未来会发生的事。因此,很多人说,焦虑是对未来的一种担心,好像是指向未来的。其实,情绪都是主观的,焦虑的核心不在于未来不可控,而是"我无力承受"。所有对未来的焦虑都是从过去习得的。这句话是什么意思? 比如,你家庭的经济紧张,吃饭钱都不够;家人生病,你无力承担高昂的医药费……你经历得多了,就会慢慢产生无助感。这时候,你去想象未来时,就会把这种无助感投射到未来。特别是如果你想不到现在有什么方法挣钱时,你对未来"钱一定还是会不够"的结论就会更加肯定,因而更加焦虑,所以,解决焦虑情绪的关键是关注当下。如果你未来 1 年需要存 10 万元,而你现在每个月只能存下来 1000 元,还差很多,你当然会感到焦虑。但是如果你把想法从"1 年我存不够 10 万"转到"当下我能做些什么",那么你可能会发现,噢,其实还好,也许我可以多做一份兼职、去换份收入更高的工作、去提升一下学历,这样也许我今年存不到 10 万元,但我未来可能一个月就挣 3 万元,这样我就不用焦虑了。或者你可以报名学习当"42 天瘦身训练营"的导师,既可以指导别人减重,还可以挣钱,可能存 10 万元就不是问题了。当人们把注意力放在当下找方法时,焦虑自然就会消失。

容易焦虑的人,会习惯性地把过去的无助感带到现在,然后把大部分精力都放在对未来的担心上。要想消除焦虑,需要做的只有两件事：

(1)想清楚自己为什么感到焦虑

(2)行动

用行动代替空想，让自己具备更强的能力，焦虑就能不攻自破。

在减重过程中，最容易焦虑的就是平台期，或者体重出现反弹的时候。我们的身体在减重一段时间后，要重新适应一下，体重就不再下降了，这时候你接受就好，你只需要按手册指导持续做好自我觉察、自我对话、记笔记、打卡。

**纠结**

很多人在参加瘦身训练营之前，心里就在打架。

自己1：听起来不错，试试看呀。

自己2：有用吗？

自己1：不试怎么知道呢？

自己2：万一骗人呢？

自己1：看起来不是啊！那谁谁谁不是瘦了吗？

自己2：会不会要节食啊？太痛苦了，你能坚持吗？瘦了会不会反弹呢？胸会不会变小？那瘦了不就平胸了吗？……

自己1：那咱们不减了。

自己2：可是我好胖啊！

所以你看，纠结就是一个自己和自己打架的过程。心里有两种声音,两种声音不断对抗,把自己的能量都耗光了。最近有个词很流行,叫作"内耗",说的就是纠结的情绪。因为内耗太需要能量了,所以也会造成我们想多吃。

纠结带来的问题,一个是内耗大,所以容易纠结的人总是很容易疲倦、容易累。有些人长期纠结,还会有慢性疲劳的问题。纠结带来的第二个问题是行动力差,想做什么,左思右想,不能做出决定。行动力差,应对现实的能力弱,也容易带来无力感。

那有纠结的情绪时,应该怎么办呢? 第一是要觉察,要知道自己现在又在和自己打架了,要知道自己脑海里有什么声音。第二是要表达。纠结是告诉你,可以从很多角度想问题。你需要用更多时间梳理下,什么对你来说是最重要的。想清楚这个,就可以把其他的顾虑和担心先放一放,只留一个选项,行动起来再说。比如上面这位想减重又纠结的朋友,她把头脑中这些相互矛盾的想法都写下来,会发现其实对她而言,最重要的还是要减重,只留一个选项给自己,就是立刻报名,立刻开始。如果还是有其他担心,如怕被骗、怕没效果、怕反而影响身材……没关系,先记下来,在减重过程中判断这些担心是不是成立的,这样你的纠结反而会变成对你的一种保护和提醒。

所以纠结不可怕,从某种角度来说,纠结是提醒你从不同甚至互相矛盾的立场去看问题。我经常说,容易纠结的人其实需要学习一门人生课程,即如何去整合内心的这些立场和角度,变成一个更有高度和格局的人。因为每种纠结都是一种资源,我们要能够看清内心对应的是什么,还要清楚当下对你来说最重要的事情是什么。这样,你会越来越不被看起来矛盾对立的事情影响,看问题的角度反而会比一般人更多一些,思考得更深入一些。

减重过程中的任何纠结,也可以按这个原则处理。你只需要确定,目前减重是第一位的,你担心的其他事可以记下来,观察一下是不是会出现。比如你想吃甜食,但又告诉自己不能吃。你就确定,第一,目前就是不能吃;第二,了解想吃的原因是什么,是需要爱的连接,是觉得无聊,还是想更开心?搞清楚原因以后就不用再纠结了。

### 痛苦

痛苦是提醒你需要改变的一种情绪。痛是一个典型的身体感受,被火燎到,我们会觉得痛,我们就学会不要去直接触碰火。苦是一种味觉。有些植物为了保护自己不被吃掉,会分泌出一些特殊的化学物质。这些化学物质里很多都是有毒的,特别刺激动物的味蕾。对吃到苦的动物来说,等于就是"这是有毒、有害的,不能吃"的意思。痛加上苦,我们会用这两种身体感觉来形容内心的感受,这种感受就是在提醒我们,不要再继续了,要避免现在这个情况,要做点事去改变。

长期处于痛苦状态的人,往往会出现身体的疼痛,如关节痛、肌肉痛等。有些人用吃来抵抗痛苦的感觉,引发肥胖。

来参加瘦身训练营的朋友,一定是被体重问题困扰了很久才行动起来的。所以在瘦身过程中出现痛苦时,问问自己,内心想改变的是什么。

### 委屈

一位瘦身的朋友一直坚持得比较好,突然有一天情绪崩溃了。原来她特别想吃一个蛋糕,就吃掉了,结果第二天上秤,发现体重反弹了,她就大哭起来:"我觉得好委屈啊,一直都坚持得特别好,就因为吃了一块蛋糕反弹了。"她说这个话和哭的时候,完全不像一个成年人,而像个七八岁的孩子。

委屈这种情绪是属于孩子的。孩子对父母有任何要求,他会觉得是理所当然的。你看一个小宝宝,他饿了就哭、要换尿片也哭、热了也哭、冷了也哭,一哭父母就该去照顾他,而且他不会说话,父母得猜他要什么。父母要是猜错了,不能满足他,他就会越哭越大声。这种父母该满足我但没满足的想法,就是委屈的根源。

一个委屈的孩子是无视任何世界运转的规则的。你吃了高热量的东西,体重就会反弹,这就是个自然规律。如果你哪天特别想吃,那也得接受这个后果,后面我们再回到健康饮食不就可以了么,但是委屈的孩子是不管的,他是不接受老天爷不满足他的,哪怕他提出的是无理要求。

在人际交往中,也很容易产生委屈的情绪。我有一年带一个刚大学毕业的新员工，他对另一位老员工有很大的意见。我问他为什么，他说自己听说这位老员工很有本事，很想跟着他多学一点，就很刻意地与对方交好，结果对方对他不咸不淡、爱答不理的，他就委屈得不行了。但站在那个老员工的角度看，我和你根本不熟，工作上没太多交集，我既要忙工作，又要忙家庭，哪里有精力顾及你的感受？我就告诉这位新员工，成年人如果想要什么，比如想要别人喜爱你、尊重你，是需要自己努力的。

当人感到委屈时，也会影响自己的体重。面对委屈，最好的办法是什么呢，是安抚自己的委屈，我的做法是与自己的内心做一次对话，就像下面这样。

我：你怎么哭得这么伤心啊？

内心：我只吃了一个蛋糕，体重就反弹了。

我：那是很伤心噢！我看你前面一直都很努力。

内心：是啊，气死我了。

我：我抱抱你好不好？

内心：嗯，好。要抱抱！

我：还伤心吗？

内心：现在好多了。

我：那以后我们继续吃不会让我们发胖的食物好吗？

内心：那以后是不是就不能吃蛋糕了？

我：我们说好的，这42天减重不吃蛋糕。等减重成功，我们再吃,好吗?

　内心:好的,这个可以。其实我也不会天天想吃。

　我:对啊,你每天情绪都稳定的时候是不会想吃那么多蛋糕的。你放心,你可以一直美丽又苗条的。

　很有意思的是,当我们能面对自己的委屈、照顾好自己的委屈情绪时,除了能更好地维持体重,在亲子关系、对下属的管理上往往也会变得更加得心应手。

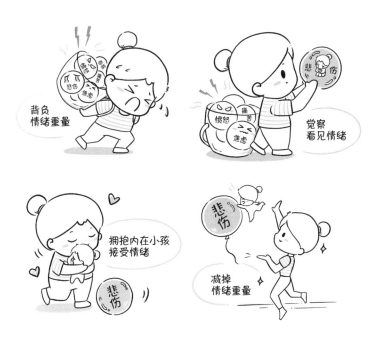

## 追求美

如果你注意观察,会发现有些人的身材不是那么苗条,但是他们会把自己收拾得利利索索的,但是有些人,胖了之后就自暴自弃了,完全不打扮自己。从心理学层面来说,这是一种自我放弃。胖了就认定自己是丑的、没价值的。在这种状态下,想瘦身是很困难的。你都认定自己丑了,哪里有动力投入瘦身? 越是在这种状态下,越容易继续胖下去、丑下去。

还有一种情况特别容易在女性朋友们身上出现,就是觉得美丽是一种危险,胖是一种自我保护,不愿意拥有性别魅力。在这种情况下,也许需要去探索这种想法背后的根源,加以调整。

但我也遇到过非常多特别优秀的女性,她们越活越漂亮。这其中有受过感情伤害的女性,曾经因为不想恋爱而发胖,但后来遇到自己喜欢的人了,愿意重新出发,于是瘦下来,美回来了;也有追求事业成功的女性,希望自己的状态更好,于是开始打扮自己,瘦身变美;还有的女性,就是单纯希望自己能更好、更美,于是也从瘦身开始,越变越好。

对美的追求,特别是收拾、打扮自己,体现的是对自己的尊重和喜爱,也是自己乐于融入社会、争取被更多人喜爱的努力。有了变美之心,减重的动力会倍增。减重成功,又会增加我们的自我悦纳感受,想变得更美。

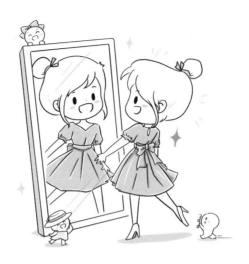

  如果你希望瘦身减重有更好的效果,可以从每天起床后,穿上自己最喜欢的衣服,涂一点口红让自己的气色变得更好开始。记得买一面全身的穿衣镜,经常看看镜子里的自己,告诉自己:"我愿意让自己更美。也许我不是什么大美女,但是我会学习欣赏自己,每天都更美一点点。"

  我会鼓励女性多拍些美美的照片,因为那代表我们对美的一种向往。看到自己在照片里特别好看,我们真的会很快乐。能让自己开心的事,为什么不做呢?

  美是一种让我们快乐的力量,我希望不管是男性朋友还是女性朋友,都能掌握美带来的力量,勇敢地活出我们自我。

第四章

实战案例
——版权课程
老师的真实经历

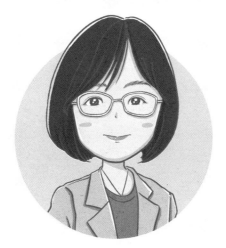

# 彩虹

华中师大教育学硕士
NLP执行师
徐珂导师嫡传弟子

扫码加好友

# 身心合一地清醒、快乐地活在世间

## ——我们都可以走在这条"少有人走的路"上 /彩虹

## 我的探索之路

每个人都是一颗钻石,向世人呈现不同的切面,我有闪耀的一面,在外人看来非常幸福——985 大学研究生毕业,毕业后就在科技公司担任管理岗位,顺风顺水晋升到高层,有十几年互联网及科技公司高管经验,深受领导和员工的信任和认可。

但从记事开始,我就看不到自己的优点,只看到自己的缺点:个子不高,微胖,自卑,木讷,不善言谈,考虑问题片面,不会"来事儿",内在软弱,很容易受他人和环境的影响,多负向思维,遇事悲观。

在企业里按部就班,有管理经验,但没有自己的管理思路,不敢面对冲突,遇到困难就退缩,创造性差。内心很纠结,无力、无助、无奈,很不快乐。

我一直在学习成长。我认为遇到困难时,正确的思维方式是向内寻求帮助,同时向外寻求帮助。

初中(也可能是小学)时,我在表姐的书柜上看到一本卡耐基的《人性的弱点》,这是我看的第一本自我觉察的书,从此我迷上了卡耐基。我反复阅读《人性的弱点》《人性的优点》,想从中找到让别人喜欢自己的方法。

我的大学专业是教育学,在教育学、心理学课程和各种专著中,我体悟到:我没有自我。我会因为别人的评价而轻易改变自己,当别人夸我可爱时,我就喜欢扮萌、装可爱,其实内心总感觉自己像浮萍,没有根,很想抓住什么。我经常开玩笑说自己是应试教育流水线上的产品,人生的选择都是人云亦云,随大流而已。毕业后觉得以自己的能力无法胜任教师职业,于是远离学校,进入市场。多年以后,我才觉察到自我否定一直跟随着我,可能从幼儿时期就开始了。

伴随孩子的成长、婚姻的困惑、工作上突破卡点的需求,我不断通过书本和课程寻找人生答案。除了企业经营管理知识的学习之外,2012年左右,我参加了催眠、NLP等心理学课程,后来转而从古代圣贤的思想精华中寻找答案。20多年,我独自在身、心、灵成长的路上,走走停停,兜兜转转,苦苦寻找人生解药,但进展缓慢,心得有一些,但不成体系,内心还是停留在"等靠要的小孩状态",个人成长的进步不大,个人能力维持原状。现在明白了,没有一步是白走的,我感谢自己多年的兜兜转转、停停走走。

伴随着女儿出生带给我的喜悦和快乐,我进入新职场的紧张和压力、儿子青春期的困惑、家庭关系的紧张，我进入了人生中的最低谷，身心俱疲，感觉自己快被耗干了，好像背负着几座大山。烦恼、悲伤、焦虑、恐惧、委屈、抱怨和压力也达到了顶峰，我的情绪底色是灰色的，我游走在抑郁的边缘。在一次家庭聚会时，妹妹说，你怎么能这样对着你的儿女和老公吼叫，我才知道我那个时候的面目多么可憎。

痛定思痛，我开始逐渐真正走上践行的道路：

2019 年，开始践行非暴力沟通。

2020 年年初，开始践行接纳力。

2020 年 5 月 1 日，开始站桩，断断续续坚持了三年。

同期，开始用珂轻松的方法瘦身，42 天瘦身成功，减重 15 斤，并维持到现在。

2021 年，正式开始跟随徐珂老师学习家庭系统排列和 NLP。

感激李中莹老师和徐珂老师，我跟着徐珂老师学习 NLP，秉承做到才是学到的原则，以分享输出为学习方式，在分享学问和感受的时候，也为同学和其他伙伴提供了帮助；践行了 NLP 的做法——以生命服务生命。

我在工作中运用所学，思维模式从问题框架变成未来框架，我感受到自己的生命之火在职场上燃烧，自己的正向思维、正能量也感染了更多的同事。感恩职场系统的力量，感恩领导的引领和信任、同事的陪伴和互助鼓励，让我更有力量和方法，为公司的发展出谋划策,承担起更多的责任。

当出现问题、困难和冲突时,以前自己在大部分情况下,第一时间选择逃避。现在,我开始学习直面问题,分解细化,这个过程也是寻找解决方案的过程。面对工作目标,我更有韧劲,推陈出新,总结出一套套解决方案,向上归纳共同的信念,挖掘职场系统的"共"和"同",激励员工,感染同事,让氛围更融洽,极大地提升了公司凝聚力和干劲。

我的家庭关系逐渐清晰、明朗。没有两个人是相同的,去掉投射和纠缠,看清楚自己和伴侣的真正需求和界限,两个人才能轻松起来。当父母开始轻松之后,孩子就很容易安心按照自己的节拍成长。我们父母要做的,就是帮助孩子看向家之外的更广阔的空间,在孩子需要的时候,支持一把;在孩子越界的时候,拉一把。

家,是每个家庭成员温暖的港湾。在其中,每个人的心都有所安放,每个成员的价值和需求都值得被尊重和接受。温暖、欢乐逐渐在我的家里洋溢起来,一家人一起做饭,一起吃饭,收拾家务。很多时候,我更愿意静静地坐在那里,什么都不做,安安静静地欣赏老公、儿子和女儿各自做着自己喜欢的事情。

珂轻松减重方式帮我第一次用未来框架的思维方式审视自己,打破了我的限制性信念,我相信我能做到。当我用自己的力量,改变了这个从我很小就开始围绕着我、导致我不自信的微胖状态后,我整个人都变了,我终于可以把上衣扎着穿了,我居然做到了！刚瘦下来的那段时间，我都不太敢相信。那段时间，我不断地体验着一个瘦子可以做的事情，大概用了半年的时间，我才适应过来。是的，我的确做到了，我的确瘦下来了。

持续三年站桩，每天给自己留出 1 个小时的独处时间，我在一呼一吸中体验着生命，体验身体的变化和能量的变动。慢慢地，我的心逐渐安定下来，终于体验到什么叫真正的轻松和自由。我对自己身体的信心也在增加，我仍然会定期体检，不舒服就去医院，但我不再惧怕病痛，我知道这是身体给我的信号，我相信身体永远在为我生命的存续做出最好的选择。

我力争把每次出现的情绪和冲突当成我收到的最宝贵的礼物，当我怀着忐忑的心情拆开礼物时，我看到了被尘封往事固化到身体里的情绪，看到了我的真实需求，看到了事情和冲突带给我的意义。虽然很多时候，我还是会出现负面情绪或把事情搞砸，但我不再指责自己，而是换成了对自我的守护和陪伴，换成了对自我的肯定和鼓励。慢慢地，我收获了自由和轻松。我终于开始快乐起来了，有时候甚至高兴得哼起歌，学会了跟自己谈恋爱，对着镜子傻笑，对自己很满意。

我是一个普通人，我不完美，但我是独一无二的，我明天可以做得更好！我已经选定了自己的人生道路，未来的一切越来越清晰、明朗。我掌握了明确的成长步骤并努力践行，感受到乐趣和自己的变化、家人的变化、员工的变化。

有一段时间不见的朋友对我刮目相看,用"逆生长""越来越年轻""绽放"等词来形容现在的我。在感谢对方称赞的同时,我也感谢自己,喜欢自己的这种状态。就这几天,有两个同事分别在过道和电梯遇到我,居然一下子没认出我来,他们惊讶地说:"哪来的大学生?""看着这么年轻,没认出来是你。"

看见自己与看见别人是同步的,当我这样对待自己时,我也能看见周围的亲人、我的同事、我的朋友、向我寻求帮助的学员。看见、流动,这是爱的自然法则。我们每个人都在追求接受与被接受、尊重与被尊重、爱与被爱。请相信我,我可以,你也可以,大家都可以。我愿意陪着你,一起走在这条其实有很多人同行的"少有人走的路"上。

## 我对系统动力派 NLP 理论的认识

徐珂老师总说,成长是需要加入理性的,是需要皮质脑工作的。知行合一里的"知",并不是简单地获取信息。"知"是重组知识系统,重塑自己的信念系统,重建大脑回路。"知"和"行"是相互促进、互为表里的。系统动力派的 NLP 理论体系全面、精准、简便,当我们带着批判的精神去践行系统动力派 NLP 理论体系,在日常生活中觉察,与潜意识手牵手,就走向了身心合一、自由、快乐的生活。

从人的动物本性需求和社会属性需求来看,自我价值感和系统归属感就是人的根本追求。

自我价值感是相对于自我意识而存在的。一个人有了自我意识,才能算真正地活着。自我价值感是潜意识里的动力中心,我们的自我价值决定了我们的力量感,决定了我们的生命动力。

系统归属感是人生活在系统里的根本需求,所以,在一个人的内心深处,系统是大于自己的,他会做很多有利于系统的事情来证明自己的存在。在生命层面上,我们每个人都是生命系统里的一环,我们存在的根本价值,就是生命系统的平衡、发展、壮大。

我们生活在不同的系统中,纷繁复杂,不断被激活的各种欲望占据着我们的世界,扰乱了我们的心。其实每个人追求的就是这三项:接受与被接受、尊重与被尊重、爱与被爱。任何情绪、困惑、冲突,都离不开这三种需求的满足。

生命是一个人最珍贵的资源,生命就是时间,当一个人开始把时间用在自己身心合一想做的事情上时,这个人就开始活出自己了。每个人都拥有生命,核心是拥有生命之火,我可以选择我的人生。"我命由我不由天!"很多人看不见,甚至不相信这一点。

## 连结生命的力量

当我们与父母、祖先连结上，其实就是和生命的源头连结上了，就像插头插上了电源。我们最宝贵的独一无二的资源就在我们自己身上，在我们的一呼一吸之间。这是父母及祖辈给予我们的最大的恩赐！系统动力派 NLP 理论体系用"接受父母法"和"借历代父母力法"等潜意识沟通技巧来帮助我们。

## 身心合一，学会与潜意识沟通

越来越多的人意识到潜意识的力量，当我们练习与身体对话，与自己身体的中心点连结，保持"中正"，我们才能驾驭好潜意识这头"大象"。系统动力派 NLP 理论体系用"身心合一"等潜意识沟通技巧来帮助我们。

## 觉察是成长的基本方法

当我们学会用第三只眼睛来看自己,学会用时间线来思考问题,学会站在他人的视角来看自己,我们就像插上了翅膀,像鸟儿一样自由。写觉察日记是一个很好的习惯。

## 心智模式调整

转变思维模式,用未来框架代替问题框架,掌握系统思维,能让我们更加高效;练习区分事实和想象,能帮助我们的思维变得清晰。

## 真实地活着

让自己真实地活着,活在各种社会关系里,活在工作和家庭里。看见自己,看见他人,看见系统。锻炼自己传情达意的能力,身心合一地行动起来。

# 结语

　　我们每个人都生活在系统中，在不同系统中扮演不同角色。每个角色都是相对于对方而存在的，每个角色的价值也是相对于对方而存在的。当我们为别人提供的价值越多，自己存在的价值就越大，自己的价值感和归属感也越强。

　　我愿意用余生去服务生命，在我工作、生活、学习的系统内外，看见爱，流动爱；看见需求，流动需求；看见资源，流动资源。

　　阿玛斯在《内在的探索》里写道："活在世间，但不属于它。"我愿意清醒地、快乐地、身心合一地活在世间。

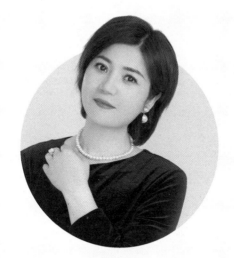

# 高宁

系统整合师

女性能量工作坊版权授权导师

徐珂导师嫡传弟子

扫码加好友

# 痛苦中释放出的爱和轻松 / 高宁

　　2005 年是我人生中的一个拐点，更是我人生中痛苦的转折点。2005 年，父亲突然病逝，工厂要搬新址，我要举行婚礼，这一切都不在我的计划中，更不在我的能力范围内。我都来不及犹豫，更来不及多加思考。这一切来得那么突然，如同山崩地裂，我对未来感到迷茫又恐惧，未来一片漆黑，但我不得不面对。

　　我是高宁，一个来自小城镇农民家的孩子。20 世纪 70 年代末 80 年代初，父亲创办的工厂是小县城里的知名企业，我家是当时难得的万元户。母亲是能干的农村妇女，年年被评为"三八红旗手"，还是县妇女联合会骨干成员、劳模、省人大代表……

　　在如此优越的家庭环境中成长的我，不愁吃穿。直至 2005 年，家庭的顶梁柱、家族的核心人物父亲突然病故，全家人悲痛欲绝、不知所措。10 多年来，公司的经营由父亲、哥哥和我形成稳固的三足鼎立模式，父亲负责公司所有决策，哥哥负责业务，我负责公司内务，即生产、财务及技术。父亲走后，平衡被打破了，我和哥哥的职场关系陷入拉锯和纠结。父母如此优秀我怎么可以说不行、不做呢？我必须全力以赴，无论如何我要努力做得更好，父亲不在了，我可以顶上，于是，我觉得我必须做父亲会做的事情，同时也自认为和父亲在公司经营上打过多年配合，我是最擅长的。殊不知，父亲走了，还有我的长兄和幼弟，我没有把哥哥放在眼里，自认为我行，我能跳在哥哥的前面，所以我做了很多，疲于奔命。可是做得越多，心里越委屈，委屈的是：我如此努力，你们不理解我，还指责我诸般不是，甚至怎么做都是错的。我怎么能接受？可是我依然继续痛苦地坚持，在机械行业里混到了为数不多的"高兄"，手下管理着 400 号员工，因为机械行业几乎是男同胞的天下，我觉得自己特别厉害。然而，如此厉害的人，家庭生活却是一地鸡毛。

2006 年年初，我诞下第一个孩子，在随后 7 年的时间里，我一共生了 3 个孩子。每日我和爱人早出晚归，晚上到家门口，打开门，我瞪大眼睛，左手叉腰，右手食指指向孩子："作业完成了吗？考几分，你还好意思坐着看电视？立刻、马上、不许……"每日如此周而复始地审视孩子们，直至一天，我和女儿爆发了一场"革命性战争"。两个孩子在国学班里因学习方式与老师争执时，嘀咕说："和那个女人一样……"在老师的追问下，她们道出了"那个女人"就是她们的妈妈——我。可想而知，国学班里的学生如此称呼自己的母亲是多么不可饶恕的事。当我听到老师转述这件事给我的时候，我将抑制不住的怒气在老师的面前硬生生地咽回到肚子里去,立马冲回家,踹开大门,直奔女儿的房间,拼命地叩门:"给我出来,今晚必须好好地教训你们。"孩子的奶奶闻风挡在孩子的房门前,死死地把住门说:"你想教训孩子,先从我这过……"这是引发家庭大战了吗?我的动物本能让我和她展开了一场激烈的唇枪舌剑,结果两败俱伤,惨烈收场。我深深地陷入自责中:在公司,我可以管理400余名员工;在家,我却搞不定亲生的孩子。愤愤不平的我内心五味杂陈。痛定思痛,我决定再战:我不能就这么放弃母亲这个角色呀。事实上,我没有放弃,我在很努力、很痛苦地挣扎。

当一个人处于这样的情境时,是多么痛苦。然而,痛苦是推动一个人改变的最大动力!我走上了学习心理学的探索旅程。确切地说,我是为了逃避痛苦,走上了这条路。

在学习的过程中,我发现自己的身体状况不是很好,有中重度的脂肪肝、乳腺结节、尿酸高等等,整个人臃肿肥胖,而且当我难受的时候,我会下意识地熬夜、疯狂地进食,不断地用外在的东西填满心灵的空间,体重从110斤一路飙升到140斤。我觉得非常累,每个周末都要去按摩店,可是没有缓解。去看医生,医生说也没有什么药可治,从生理角度来说是亚健康的状态,只能调节饮食和作息习惯,把体重减下来。我尝试了市面上多种减肥方式,可是花大力气减下来的重量,很快就会反弹,我心里不但没有得到慰藉,反而还增添了几分挫败。

机缘巧合，我遇见了珂学堂的 42 天珂轻松心理学减重，抱着最后试一试的心理，居然减重成功，也额外获得了轻松和快乐，真可谓是意外的喜悦。大家都在说我突然间像是变了一个人，人瘦了，同时好像没有那么累了，也显得年轻了。当然随着时间流逝，人不可能一直没有老态，但是，你若能够轻松、愉悦地去看待自己、去面对事情，那就是一个年轻的状态。

我很感谢我的三个孩子，是她们用成长中的不适来唤醒我对生命状态的思考。这一路我都在负重前行，无论是身体上，还是心理上，都在不断地承受来自工作和生活的重担和压力。我告诫我自己，面对孩子，不管我做过什么，那只是我的人生。未来孩子们不管做什么，都是她们的人生，我没有必要去给她们所谓的期望，因为我清楚成长在一个有着优秀父母的家庭中的爱与恨。我会告诉我的孩子们：我是我，你是你，做自己人生的主人吧。爸妈的成绩与你无关，你的人生靠你自己去经营。这也是父母给孩子最温柔、坚定的爱。

我想分享给身边职场上的朋友，特别是自主创业、有家族企业的朋友，假如你还在勤奋并忍辱负重地前行的话，不妨停下来看看或者检视一下自己是否站对了位置，看准了方向。站对了位置，做对了事，可能有事半功倍的效果。否则，你即便付出 100% 的努力，最终可能也会失败。在人生的各种关系里，无论如何别忘记肯定自己、鼓励自己，因为你是自己人生中的核心，你有多轻松、愉悦，你的人生就会多么成功、快乐。这就是省能，减少内耗和负重。

借此机会，我深深地感谢父母给予我生命，并养育、栽培我。我将在今后的人生中，传递出爱的光芒和喜悦。

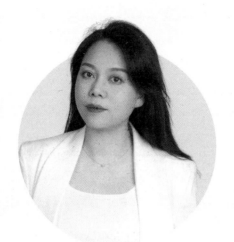

# 江丹华

NLP执行师

系统排列师

徐珂导师嫡传弟子

扫码加好友

# 心灵减负——通往轻松、愉悦、成功人生的捷径 /江丹华

我是一名"70后",是在爸爸妈妈的吵架声中长大的。为了制止他们争吵,我劝他们都少说一句,我也和他们对吵过,希望他们把矛头对准我,不要再和对方吵架,甚至有一次试图离家出走,但是没有一次是成功的。因为平时和妈妈在一起的时间更多,因此,我大脑里的爸爸就是妈妈嘴里的样子。妈妈嘴里的爸爸自私、冷漠、小气、没有责任心。

直到 2014 年,爸爸做心脏支架手术时,无意中确诊肺癌。我把他接到武汉进行治疗,我才真正地了解爸爸的成长经历,才真正地开始了解爸爸这个人。我发现他善良、坚毅、善解人意、重情重义,完全不是我印象中的那个爸爸。做完手术后,爸爸执意要回老家,而且拒绝化疗。作为女儿,我认为顺从爸爸才是孝,于是把他送回了老家,并且还在心里为自己找理由:这是爸爸选择的呀,我能有什么办法呢? 回家后,因为疼痛复发,爸爸不得不接受化疗,我原本想着要回去看看他,但是爸爸说:"我挺好的,没事。你的孩子还那么小,你别来回跑了。"然后,我就没回去了。还有一次,因为化疗过后,白细胞急剧减少,爸爸在家里晕倒,我也没有回去陪

伴他。除了年节放假及最后弥留的一段时间，我陪在他的身边外，我和爸爸基本都是通过打电话联系的。现在，我才知道，当时的自己就是处于小孩状态，没办法接受和面对爸爸生病以及会离开我的事实，所以选择逃避，并且找各种理由为自己开脱。因此，当爸爸病逝后，我的内心充满了愧疚和自责，但是我仍然不自知，每每说起爸爸的事情，都好像是在说别人家的事情，压抑着自己的情绪。我不自知的愧疚和自责让我变得越来越糟糕。

首先是我的身体健康状况频亮红灯，皮肤经常过敏，起风疹，三天两头就会头疼脑热，最严重的是两次不明原因的呼吸困难、四肢痉挛，送去急救。等症状缓解后，做了各种身体检查，但就是找不到真正的发病原因，最终医院只给出了由电解质紊乱引起的结论。其次是我的生活状态，看起来一成不变，没有什么大的波澜，但自己时常会觉得无助和无力，甚至有时会有生无可恋的感觉。再次是我与财富的关系，在很长一段时间里都入不敷出，而且没有目标，做一天算一天。也就是在这个时候，我接触了家庭系统排列，并做了个案咨询。通过个案咨询，我清晰地看到一切的根源都是对爸爸的离世感到愧疚、遗憾和自责，我的心跟随爸爸走了。而且，我的心没有和爸爸告别，于是满世界地找爸爸，最辛苦的就是我的老公，经常被我投射成爸爸，要无条件地满足我的各种需求。通过个案，我看清了一个事实，就是我和爸爸之间的爱是断不了的，爸爸一直在我身边。

于是,我开始学习表达我的愧疚和不舍,我会在心里对爸爸说:"对不起,请原谅我,谢谢你,我爱你。"也会在本子上写出我的愧疚和遗憾,想到就记录下来。还会找人聊与爸爸的过往,尽情地表达悲伤,尽情诉说思念。每年的清明节,会去爸爸的坟前,和他说说这一年来,我过得有多么辛苦、多么不容易。平时还会去看电影,让自己流泪,让情绪流动。现在的我,有力量面对困难,敢于面对冲突和挑战。对老公收回投射,夫妻关系有了很大的缓解。在工作中,带领着一个 6 人的小团队,每年创造 300 万元左右的业绩。

　　对于妈妈,我一直是个乖乖女。妈妈说什么,我就做什么,没有自我。做任何事情都要讨妈妈欢心,妈妈若安好,我便是晴天。妈妈和爸爸吵架,都会拉着我做裁判,然后我就会给爸爸打电话,让他让着点妈妈。和爸爸的沟通是命令式的,从不容许爸爸说"不"。一旦他说不,我就会先和他讲道理,道理讲不通就哀求,哀求没用就冲着他发火,直到他说"是"。然而,我这种和事佬的精神,并没有让他们的关系更好,反而吵架频率越来越高。甚至有一段时间,我听到电话响,神经就紧张,生怕又是妈妈打来的电话。直到后来进行学习,我才意识到自己的身份错位了,做了妈妈的妈妈,于是退出爸爸与妈妈的关系,回到女儿的位置上,不再掺和他们两个人的事情。每次接到妈妈的投诉电话,就"嗯""啊""哦"后,挂掉电话,不会再给爸爸打电话要求他做什么,就当什么也没发生过一样。坚持了一段时间后,我发现这种"夺命"电话越来越少了,爸爸妈妈的关系也不像之前那样剑拔弩张了。我受他们情绪影响的程度减少了,自己的内耗相应地减少了很多,人也变得轻松起来。

等到自己成家后,我发现自己越来越像妈妈。既会对女儿控诉老公的种种不是,又会用情绪控制老公,让他必须听我的。然而,随着孩子的长大,我与老公之间除了为了孩子的问题,意见不一致起冲突外,好像没有更多的沟通和交流。我长期把孩子作为心灵空间的伴侣和妈妈,把情绪都发泄在孩子身上,所有的抱怨都说给她听,希望她分担我的痛苦,理解我的不容易,甚至能帮我解决问题,导致孩子没办法集中精力学习,上初中的时候,成绩一泻千里,最终只考上了一所普通高中。而我一直都处在不自知的状态里,心里满是委屈,埋怨命运对我不公平,满心满眼都是老公的缺点,和老公的沟通除了指责就是批评,也导致孩子对爸爸没有敬畏之心,家里没有了权威。在学校,孩子对老师也没有敬畏之心,老师说的她都不听。孩子自身没有什么力量,做事情往往没办法坚持,在学习上遇到一点点困难,就选择逃避、退缩。

直到疫情期间,我和老公被隔离在两个地方,长达三个多月,我带孩子在家里,老公在公婆家里,我才慢慢意识到,自己对孩子和老公都有太多的投射,自己一直是小孩子状态,对他们有很多的托付心态。于是,我每天坚持写觉察日记,觉察情绪背后的信念是什么？情绪当下我的身份是什么？面对问题，我需要提升什么样的能力？对于维持系统的平衡，我可以做些什么？坚持一段时间后，整个人的思维模式发生了很大的转变，家里的各种关系也出现了转变，特别是父女关系日渐好转，冲突越来越少了。

我和妈妈的关系，现在也得到了很大的改善。以前，妈妈对于我的优点都是一带而过，但是对于下次要表现更好的期待她一定会重点强调。这让我感觉从未被妈妈赞美和肯定过，于是，我要求妈妈每次和我视频的时候都夸夸我。这对于妈妈来说，是道超纲的题目，因为妈妈也从未被赞美和肯定过。所以，我每次都直接告诉她该怎么夸我，用什么词夸我。久而久之，妈妈也可以非常流畅地夸奖我了。

现在的我，幸福感越来越强烈，每天都很轻松、愉悦。在生活中，我能看见老公的付出和担当，能看见他的优点和长处，同时会正确地表达自己的需求，并且允许他不满足我的需求。更好地做自己、爱自己、肯定自己，自己的界限感越来越强。孩子遇到问题时，也特别愿意来寻求我的帮助。遇到一些难以抉择的事情，孩子特别愿意听听我的想法和意见。同事们无论是生活还是工作中遇到的问题，也愿意向我寻求帮助。

当然，我依然会有无助的时候，但是我知道我可以做些什么，让自己从坑里跳出来。当我有情绪的时候，我不再躲避，而是接受它，并尝试和它对话，看看它是在提醒我什么，会给我送来怎样的一封信呢?

　　生活处处皆学问,如果你也有和我之前一样烦恼,请你勇敢一点,去接受、面对生活,看看它送给你一份怎样的礼物。给我们的心灵减负,一定是通往轻松、愉悦、成功人生的捷径!

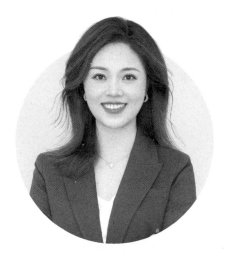

# 金姿言

家庭教育指导师
系统性思维个案导师
徐珂导师嫡传弟子

扫码加好友

# 钢琴教学＋家庭教育，让孩子更好地成长 /金姿言

　　大家好，我叫金姿言。如果让我用一个标签来介绍自己，那我就是懂钢琴教学的家庭教育指导师。如果让我说我做过的最厉害的事情是什么，我可以自豪地说，在钢琴教学里，我加入了家庭教育的部分，不光能让孩子跟我学到钢琴弹奏技巧及乐理知识，还可以通过弹奏乐曲，帮助他们树立"我可以，我能行"的信念。

　　在这个减负又内卷的时代，孩子们真的非常辛苦，我希望通过我自己的故事，让更多的孩子成为更好的自己。

　　我是一个没有上过高中的人，但为什么我现在是一名老师，是因为我当时有一个想法：只要我去上一个师范院校，毕业后就可以去小学或者幼儿园，当一名音乐老师。因为我从小比较胖，妈妈觉得跳舞能让我瘦一点，所以在艺术方面，我首先接触的是舞蹈，一直持续到初中。因为文化课成绩下滑，我又是一个比较有主见的孩子，我就跟妈妈说："我不想上高中了，就算我上了高中，学数理化也学不懂，与其浪费时间，不如通过舞蹈、钢琴，考一所学校，到时候毕业了就可以去幼儿园或者小学上班。"当时，我觉得上学很痛苦，不如早点去工作，最后就考了艺术类中专的师范学校。上中

师的第二年,看到大家都在陆续考大学,我就问自己,是不是我也可以去试一试? 于是我就先跟我的专业课老师咨询了一下,问了一下以我当时的能力,是否符合考大学的要求。

我当时的成绩不属于班里拔尖的,而属于什么都还可以的。老师说,如果我愿意的话,可能会辛苦一些,但是可以试一试。我就跟我妈讲,我要考大学。因为在之前,我是没有想过我要考大学的,所以我妈一听都有些吃惊。

后来,我就跟着大家一起,去做了一些考大学的功课,第二年就被录取了。

对于当老师,我一直比较纠结。从当时的脾气来看,我不适合当老师,因为我之前的脾气是很暴躁的;可做老师每年都有两次假期,既可以有自己自由支配的时间,还不用请假,这对我很有吸引力。在读大二的时候,我就开始带钢琴课,直到今天,我在 19 年当中共带过上百个孩子。

我怎么又走上家庭教育这条路呢? 在我 2014 年怀孕的时候,我就告诉我的公公婆婆,还有爸爸妈妈,我说这孩子出生后,教育一定得按我的方式来,因为家里在教育孩子方面,最有经验的就是我,教孩子不能按照他们那种传统方式来教。孩子出生后,我是没有办法去上课的,又不想零收入,所以我开始做微商。可每次哄孩子睡觉的时间特别长,几乎都要两三个小时才能哄睡着。在哄睡的过程中,看着手机屏幕不停地亮了一次又一次,我特别着急,生怕客户等的时间长了,就不买东西了。有一次,当我刚把她哄睡放下,拿起手机不到五分钟,她就哇哇地哭,我带着气愤的情绪把她抱了起来,又哄了十几分钟,可她还是不睡,我气得把她扔向了床围的方向。就在那一瞬间,她先是停止了哭声,接着又号啕大哭,当时我就在想,我不是跟家人夸下海口,说关于孩子的所有问题都得按我的方式来,怎么她睡觉我都搞不定。我这样的行为,不但无法帮助孩子成长,反而会给她带来很大的伤害,于是我就开始学习很多关于育儿的知识。

我很清楚地认识到,教育别人的孩子和教育自己的孩子是不一样的,于是从 2017 年下半年开始,我又给自己谋划了一条家庭教育之路。

从 2018 年开始,我边学习边开始家庭教育的传播,自己一点点有了新的认知,也觉得身心在一点点地减负。2020 年遇到徐珂老师,我真正地踏上了身心减负之路。我的笑容越来越多了,愤怒越来越少了。我越来越笃定,我不仅可以教会孩子钢琴的弹奏技巧,还可以引导家长看到孩子的闪光点。

由于疫情的关系,我在 2021 年才见到了我在线上课里崇拜的徐珂老师。通过她给我做的个案咨询,我清晰地发现自己脑袋里想的和现实有很大的差异,看似不在乎的东西,其实时时刻刻都在跟随着自己,并且压得自己喘不过气来。

从那个时刻起,我告诉自己,我要放下不属于我的东西,慢慢地去做一些减法。很神奇的事情出现了，就是以前一到年底，体重就会增加十几斤的我，从 2021 年年底到现在，却再没有出现过这样的情况，甚至有些不经常见面的亲朋好友，一见到我就说我比以前瘦了很多。那时，我就在想，应该是我看到了问题的根源之后，从身心的角度愿意放弃不属于自己的那一部分起了作用吧。

通过不断的学习、不断的实践，我越来越相信一个认知，那就是教育孩子需要因材施教。叶子都没有完全相同的两片，更何况是人呢？我们看着孩子每天那么辛苦，一边心疼孩子，一边又给孩子加码，这到底是为了什么？孩子各自有着各自的天性、各自的特长，家长需要帮助孩子发挥出他们的特长，别总盯着分数。分数固然重要，但在现在的社会，能力更加重要，家长需要帮助孩子看到他们的能力。

我很庆幸自己学习了相关知识，要不然我也会是一位"鸡妈妈"，不会像现在一样不去"卷"我的孩子。虽然我是钢琴老师，但我的孩子并没有系统地学钢琴，因为我对她来说，最重要的身份是妈妈，而不是老师。她的学习由她自己负责，我没有要求她各科必须考一百分，只要她努力了就好。哪怕她只考了八十几分，那里面也有她自己的努力。每次考完试回来，我都会问她的感受。她也会因为没有得一百分，回来很失落，我会鼓励她，跟她一起总结测验中体现出来的不足之处和下次可以做得更好的地方，帮助她靠近她想要的"好"。这样，孩子会为自己种下一颗"我可以"的种子，慢慢地学会面对困难。

三四十年前，大多数人觉得骑自行车是一件很幸福的事情；如今，马路上的汽车川流不息。三四十年前，人们不带现金不敢出门；如今，带着一部手机就可走遍天下。社会在不停地变化，难道我们的教育方法还要继续沿用以前的吗？

现在的社会，出现问题的孩子真不在少数。每每看到这样的消息，我都非常心痛。怎么才能既让孩子身心健康地成长，又能让他们有适应社会的能力呢？我呼吁家长，要给自己做身心减负，因为我是家长，也是老师，根据我自己养育孩子和服务了上百个家庭的经验，只有家长减掉内心中的一些包袱，让自己的内心安定下来，才能真正帮助到孩子。

有人经常问我，为什么你是钢琴老师，但很少听你说弹钢琴的事情呢？我每次都笑着对他们说，就是因为小时候学琴，给我留下的痛苦记忆太多，所以不愿意提起。这样的感受，我相信所有的家长在文化课学习上也会有，那我们为什么要让我们的孩子继续走我们的老路呢？我们为什么不能够和孩子一起走出一条新路呢？我们可以一起来学习身心减负，帮助孩子身心健康地成长。

我从事钢琴教师职业 19 年了，我发现孩子分为三类：

第一类是自己喜欢学琴，对钢琴非常有兴趣。

第二类是好奇，即好奇弹钢琴是什么感觉。

第三类是父母想让孩子来学。

第一类孩子,持续性会比较好。

第二类孩子,他来了以后,发现学的东西可能和他想象中的不一样,那他的瓶颈期就会比较长。

第三类孩子,可以说是最痛苦的。在学的过程中,自己的动力是比较弱的,所以整个进度也会比较慢。

钢琴考级对于孩子来讲,最重要的意义就是对自己的一个阶段性认可。如果拿到钢琴考级证书,孩子会觉得自己是有能力的,会产生自信和自豪感。

一般来说,孩子不愿意考级,尤其是对钢琴有兴趣的孩子,主要有三个原因。

第一,是因为考级曲子需要练习很长时间,可能在近半年的时间里,要反复练习三首曲子,孩子会觉得特别无聊。

第二,是孩子会觉得,自己练了很久,万一考不过怎么办啊?我会问他们,是自己怕考不过,还是觉得如果自己考不过,不知道怎么向老师或者家长交代?大多数的孩子是第二种情况,就是不知道怎么跟父母和老师说没有考过级这个事情,害怕被责备。

第三,就是孩子觉得背谱是有难度的。因为他们学习很忙,时间很紧张,练琴的时间是很少的,背谱需要花一些时间,所以孩子会觉得背谱对于他们来说太困难了。如果只背一首曲子还好,可是有三首曲子,他们就觉得压力很大,不愿意考级。

我会跟他们说,考级不是为爸爸妈妈考的,也不是为老师考的,而是为自己考的。通过考级来测验一下现阶段的学习成果。分数不重要,重要的是给自己一个锻炼的机会,为以后的表演积累经验。我会加入一些家庭教育和心理学的知识,给孩子进行疏导,减少孩子心理上的压力。

我会在半年内,把曲子分段分句地让孩子们练,也就是在上课的过程中,我会让他们每一节课几乎都有新的内容,而不是把三首曲子一股脑儿地教给孩子,让孩子一次性完成。我会把三首曲子拆开来,就像练练习曲一样,每一次只练一个乐段,或者两个乐句。例如,一首曲谱有四页,我一般会按照句或者乐段,以8～16小节为一次练习内容。一周就只练8～16小节,不允许往后练。我会帮孩子把曲子拆分开来,把烦琐的东西简单化。让孩子觉得一周的任务比较少,然后我再把一周的任务拆分到每一天。现在,我会跟他们讲5分钟练琴法,就是每天只练5分钟的琴,因为上课的时候,他们弹1个乐句4小节,需二三十秒,我就问他们,5分钟能弹多少遍? 他们一算,能弹10遍左右,我说是呀,很厉害吧,5分钟就能弹10遍,那一天弹4小节,4天就把16小节完成了。他们就会很开心,因为只用练5分钟,而不是像以前传统教学那样需要练1个小时,他们觉得容易,就愿意去完成。

那些家长要求来弹琴的孩子,考级对于他们来说,困难更大,因为他们本来就不爱干这件事情。对于这种孩子,我会先和家长沟通,根据孩子的能力,不拔高,甚至有的时候会稍微降低一点难度,让孩子觉得弹琴是比较容易完成的。这样孩子就能面对考级这件事情,因为他本来就不喜欢学,他愿意考级就已经是进步了。

在我教过的这么多孩子里头,有一个让我印象最深。论天赋,他不是很好,但他非常认真而努力。他每天都会按要求去练琴,有的时候还会给我反馈。

我跟他妈妈讲,要多鼓励孩子,每天都给孩子写鼓励信。因为这个妈妈很严厉,孩子又很听话,我跟她讲,要是一直这样控制下去的话,孩子身上的力量是没有办法发挥出来的,所以我们要多去鼓励他,让他看见自己的闪光点,才会有力量。

妈妈说可以,她愿意尝试,我就把鼓励信这个工具教给她,让她坚持每天给孩子写鼓励信,不管是关于生活上的,还是关于能力上的,不局限于学琴,都可以写。

妈妈坚持写了 100 多天,孩子慢慢地不像以前那样紧张,敢跟妈妈讲一些他的想法,甚至提一些要求。当时因为要考十级了,这对他来说难度很大,但妈妈觉得已经到小学高年级了,如果再不考级,上初中肯定没有时间再学了,所以很想让他一次性把十级考完。在我帮助他考级的这个过程中,孩子哪怕掉着眼泪也愿意坚持,妈妈也在不停地鼓励孩子,跟孩子说你一定可以,妈妈相信你,金老师也相信你是可以的。我问他:"你每次掉眼泪的时候,有什么样的感觉?"他说他掉眼泪的时候,觉得自己很笨,但是他希望像小鸟一样,笨鸟先飞,他愿意努力。他虽然掉着眼泪,但没有反抗的情绪,让人看了很心疼,所以每一次给他上完课以后,我都会给他一个大大的拥抱,妈妈也会给他拥抱。坚持了一学期后,这孩子在十级考试时拿了一个优秀的成绩,我对他说:"你真的特别不容易,但是你战胜了自己。"孩子说他很开心,他说很感谢他的妈妈,他妈妈也感动得落泪了。虽然他现在不学了,但他给我留下了很深刻的印象,他这种坚持的精神,真的值得每一个人学习。

我教育自己的孩子基本上是用较为科学的方法,在她身上,我看到了我在她那个年龄阶段所没有的一些品质,例如对时间的管理、对金钱的规划、看书的能力等等,不过失控的时候肯定也有,但随着我一直学习,失控状态比之前减少了很多。

失控的时候,我会立刻察觉,问自己要什么,我要的这个东西可以帮助孩子吗? 如果对她没有帮助,我就会向孩子道歉。

就拿玩手机这个事情来说,我刚开始学习的时候,孩子只有两岁多,我给她一个手机,让她看动画片或者听故事。

我跟她讲,违反约定的时候,手机就由我来保管,她需要把每天必做的事情做完,再到我这儿领手机,等晚上睡前再交给我。坚持一周后,手机才能彻底归还给她。前两天,她又违规了。违规后,她就跟我耍赖,说:"妈妈,我今天虽然超时了,但是手机还是可以归我的,因为我今天得了一百分。"我跟她讲,这是两件事情。她就不理我了。因为我当时在忙,我也就没再说这件事。等我忙完以后,我叫她不应,心想这孩子去哪儿了,不会出门了吧? 我很紧张，也很着急，满屋子喊。后来，我把卫生间门推开，发现她坐在卫生间里哭，我当时一下就发火了，说："你哭什么哭？"

她眼睛发直地看着我，说自己很难受。我说你难受什么，她说她害怕手机被没收。她说完以后，我知道其实自己是因为害怕孩子下楼走丢而着急，而不是为孩子玩手机这件事情生气，我就做了两次深呼吸，平静了一下，跟她说："我们的约定是什么？你是怎么做的？"她就说她违反了约定，因为她超时了，但是她今天不想把手机交给我。我说："那是不可以的啊。"她说那能不能再给她一次机会，我说："可以，但只有一天，如果第二天还不能做到，那么手机必须交给我。"她说可以，结果第二天，她又违规了，她用相同的方式来跟我闹。我告诉她手机必须交给我。她就崩溃了，开始大哭。我就很生气，扔了她的一些东西，她看见以后很伤心。她跟我说："妈妈，我再也不敢了。"我说："我现在很后悔，昨天做了一个不恰当的决定，向你妥协了。本来我们是有规定的，如果我们都按规定执行，今天咱俩不至于都这么难受，就像上学迟到了，老师会让你站一会儿。我们都知道这个规定，就去遵守。这样也是对自己的行为负责。"她就边哭边说，以后再也不敢了，但就是不想让我没收手机。我告诉她："我今天必须要把手机收回来，还是跟之前一样，如果你做完了所有的事情，你来找我，我会给你手机。"她就不停地哭，想用哭的方式来让我心软，不拿走手机。

那天晚上，我内心很难受，因为我是特别见不得孩子哭的，所以我不知道该用什么样的方式去处理，但是我深知，她就算哭，我也不能再打破规定。因为之前打破了一次规定，导致她第二次又来跟我讲条件。这个对她是不利的。最后，在我的坚持下，她愿意按照我们的规定去使用手机。

在孩子的成长过程中，给孩子定规矩，并且坚守规矩，可以帮助孩子更好、更快地成长。

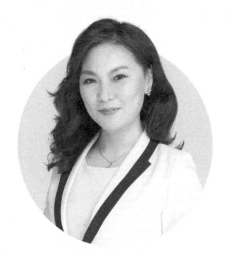

# 刘晓艺

nlp执行师

萨提亚家庭教练

徐珂导师嫡传弟子

扫码加好友

## 做眼里有光、心中有爱的家庭教育传播者 /刘晓艺

我在从事儿童早教的过程中,发现在同一间教室,由同一位老师教学,每个孩子呈现的状态却不同。很多家长在孩子身上投入了很多,无论是精力,还是金钱,却发现事与愿违。这是为什么?我带着疑惑开始学习家庭教育,先后向国内外知名专家学习萨提亚、NLP、系统排列等关于心灵成长的课程。在学习的过程中,我发现每个孩子都是上天派来的天使,如果我们觉得教育孩子很累、很辛苦,那说明我们的养育模式出现了问题,因为每个孩子都是来成就父母的。

任何行业都是持证上岗的,唯独父母不需要经过任何的考核就能上岗。这几年,我看到过太多父母因为不会教育孩子而给孩子带来伤害,因此,我在早教中心开办了"家长课堂",并提出"孩子入园、家长入学"的理念,提倡家长学习和成长。近百位家长参加了学习,反馈很好,早教中心也从100平方米扩大到500平方米,由一家早教中心扩张到三家早教中心。在当地拥有了一定的知名度和影响力后,很多父母慕名把孩子送到了我的早教中心。为了给家长和孩子们提供最有价值的学习课程,我每个月都要到北京学

习学前教育及家庭教育领域的知识。通过不断学习，我很快成为一名早期教育指导师和家庭教育指导师，并在全国四十多个城市进行早期教育培训及传播家庭教育理念，帮助近万名家长走上学习成长之路。

在这样顺风顺水的时候，我的孩子到了青春期。她好像换了一个人一样，与老师对抗，与同学争斗，叛逆暴躁。面对孩子的这些行为，我束手无策，每天无心工作，甚至走在路上都怕看见熟人。我做教育这么多年，自己的孩子都没有教育好，还去教育别人的孩子，我的内心充满了自卑，甚至不愿意去上班，不愿意去早教中心。早教中心因为扩大规模，团队管理、营销策划、房租和水电开销……每天都有层出不穷的问题等待我去解决。本想有个人可以给我依靠，可是我爱人在部队工作，长期不能回家，所有的负担、压力只能由我来扛，我觉得力不从心。

我每天都处在紧张、焦虑、迷茫的状态中，就这样持续了很久，我发现可以通过不断进食来宣泄自己的情绪，以安抚自己焦躁不安的内心，但也随之带来了体重的几何式增长。

巧克力、冰激凌、奶油蛋糕等高热量甜食成为我生活的一部分，吃东西成为我调整自己情绪的最简单方式，我的身体也渐渐习惯了用吃东西的方式来排解不良情绪。

久而久之，身体不断产生无法及时代谢掉的脂肪，而且真正困扰我的情绪问题并没有得到根本性的解决，导致我的身体进入了一种恶性循环。我越来越胖,健康问题也越来越多。

我在上学的时候就感觉自己是易胖体质,体重稍有变化就会引起我内心不小的焦虑,要是再有人说一句"看那个胖女孩",我就更难过了。我完全不懂得觉察和接纳自己,在众人面前,因为偏胖的身材而不那么自信,对别人的真诚赞美也常心存怀疑。虽然自己有很好的审美,喜欢漂亮的衣服,但是一想到自己的身材,就会不自主地打退堂鼓,觉得自己和漂亮的衣服无缘,看到别人曼妙苗条的身材,更是愈发自卑。我一直没有找到合适的疏解渠道,通常是找朋友或爱人出去吃一顿来调整情绪,就像网上说的"没有什么是吃烤串解决不了的。如果一顿烤串解决不了,那么就来两顿"。

实际上,吃并不能解决问题。因为问题的产生源于心灵的负担,负担越重,负能量就越多,因此要想从根本上解决问题,就要为心灵减负。

回想一下自己的人生历程,当我感觉轻松愉悦的时候,就没有饥饿的感觉,浑身都充满能量,走起路来都步履轻盈。

我偶然发现了珂珂老师的"珂轻松"课程,看到周围的朋友在学习该课程后有了切实的变化,我也萌生了改变自己的想法,遂报名参加了"珂轻松"课程。通过珂珂老师的耐心指导,我逐渐开始学会觉察自己的内心,通过接纳自己来释放各种不良情绪,让心情保持一种平和、开放的状态。心灵的轻松慢慢带来精神的愉悦,我变得越来越大方、越来越自信、越来越开心,在很多场合都能勇敢坦诚地表达自己的看法,而不是生闷气或者焦虑、难过、纠结,当然也就无须通过吃来宣泄压抑在心里的情绪了。

两个月下来,我惊讶地发现,镜中的自己开始变得容光焕发,身材比例越来越协调,穿上职业装也大方合体,举手投足间充满自信。家人也发现了我的变化,丈夫觉得我越来越漂亮、充满魅力,青春期的女儿更是以我为傲,开心地跟她的同学说:"看,这是我妈妈,是不是很年轻、很漂亮!"那一刻,我的内心充满自信和幸福,觉得自己是多么幸运,能遇到珂珂老师,她不仅让我的身体保持健康、充满活力,也让我重新恢复了自信,勇敢地面对中年生活的各种危机。

在这个物欲横流、压力倍增的时代,面对各种美食的诱惑,人们常会因饮食过量而肥胖,然后再通过自控力来控制饮食,这只能解决一段时间的体重问题,却无法从根本上解决问题。

"珂轻松"课程可以让身体回归健康有力的状态,让内在的力量觉醒,接纳自己真正的感受,让自己变得轻松、自在、愉悦,发生从内到外的改变,在不知不觉中拥有健康和美丽。

我愿意将我的所学及自身经验传授给想成长的朋友,帮助更多的人拥有自信、阳光的状态。我深信每一分努力都将获得回报,未来让我们都做眼里有光、心中有爱的家庭教育传播者。

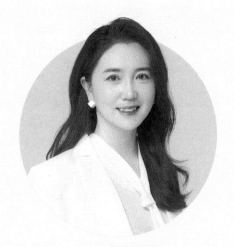

# 王惠瑾

系统动力派NLP执行师

高级家庭教育指导师

徐珂导师嫡传弟子

扫码加好友

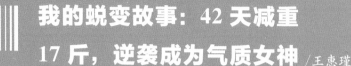

# 我的蜕变故事：42 天减重 17 斤，逆袭成为气质女神 /王惠瑾

## 起心动念

　　我是一名"80后"宝妈，也是一名教师。我的身高是166厘米，我很爱美，从小到大都被别人夸赞是个漂亮、标致的姑娘。2017年，我生完儿子后，体重一直保持在135斤，个人状态非常糟糕。我觉得自己生完孩子后变得很胖、很丑、很邋遢，不愿意见人，心情非常烦躁、低落，觉得生活怎么能过成这样？

　　孩子半岁时，去医院检查。在医院里，我的后背因为体虚，不停地冒汗，后背上垫着的毛巾湿透了，我让老公帮忙换毛巾，老公脸上带着厌恶的表情，不耐烦地帮我更换。开车回到小区，我想挽着老公，老公却甩开了我的手，加快了步伐，和我拉开距离。那一刻，自卑、敏感的我听到的是自己心碎的声音。我自己都嫌弃自己，更何况别人？

　　那段时间，夫妻矛盾，加上婆媳关系破裂，我对孩子很情绪化，还常常在夜里无助地流泪,觉得日子怎么这么难。我很努力,曾经也很美,为何生完孩子变得如此不堪。

我想要美丽、自信,我要自己救赎自己!

## 悄悄努力

情绪的压抑,身体的沉重,我陷入痛苦中,但我知道出路唯有靠自己去寻找。

孩子 1 岁的时候断奶了,我开始减重,拔罐减重、食疗减重、运动减重……我痛苦地进行着减重,但斤数没少,只收获了煎熬。这时,我刚好在微信朋友圈中看到了"珂轻松"减重课程,这是一种听课就能减重的心理学减重方法,不节食、不运动、不吃药。我眼前一亮,这是真的吗?我的第一反应是:这是什么原理?我的第二反应是:价格很合适,那就先试试。万一成功了呢?这是我的第三反应。我的"珂轻松"减重就这样开始了。

减肥痛苦吗?我当时有 135 斤,标准体重是 118 斤,需要减掉 17 斤肉啊!带着怀疑的我开始学习"珂轻松"减重课程。每天的工作很忙,孩子还小,老公在外地工作,忙得像陀螺的自己,只能利用每天清晨洗脸、刷牙、吃早餐的时间来听课,记住自己听进去的字眼,晚上睡前反思打卡,每天看着秤上的数字。经过一段时间,秤上的数字让我越来越充满期待。

在减重过程中,我始终记得徐珂老师说的"听话照做,你就能瘦"。是的,我想说:"听话照做,你就能瘦得更快。"在饮食方面,我改变了以前的"贪"。以前贪便宜、贪食物、贪大快朵颐时的快感,看到便宜的食材会买很多,做多了不能浪费,都塞进自己的肚子。有爱吃的食物就很贪吃,贪入口时那种满足的快感,仿佛要给自己的身体囤积粮食一般。根本看不见自己的需求,只是在"饲养"自己。听课后,我改变了饮食习惯,只买想吃的、新鲜的食材。少买,够吃就行,把自己当作公主去照顾、疼爱。吃的时候,觉察是自己的脑需要,还是身体需求,吃到八分饱这个最舒服的状态就停下。很神奇,听课打卡,就能让自己在吃东西时说停就停。

每天最重要的事情就是觉察。觉察大脑有什么信念,觉察自己潜意识中真正想要的东西,觉察身体的变化和需求。开始照镜子,去真正审视自己,看那个很不容易的自己,看那个讨厌过的自己,看那个每天都在变化的自己。从皱着眉头,到眉头舒展,到喜悦,最终接纳自己。我在镜子中还能看到想要的那个身材曼妙、凹凸有致的自己,我相信自己42天后可以做到。

看见自己的情绪。我曾经对情绪就像对尿意,觉得憋着憋着就没有了。憋的次数多了,带来的最大问题是肾病。而情绪来了,比如压抑,带来的是身体的各种不适,如睡眠问题、乳腺疾病、妇科病等,痛苦不堪。现在,我会问自己,这是自己的情绪吗?发生了什么事? 有了这样的情绪,不批判,接受它,或者表达出来,解决问题。正视它，不再忽视。

减肥上瘾了！在这42天里，课程我反复听，感到快乐、轻松，真的瘦了！在这个减重过程中，我看到了自己，看到了自己的需求，看到了自己的情绪，找到了机会和自己深度连接，找到了最适合自己的减肥方法。我慢慢发现，减肥不是一件痛苦的事，反而是件让人上瘾的事，我爱上了"珂轻松"减重！爱上了自己！

## 惊艳所有人

42天减重训练营结束，我拿出自己以前买的小号衣服，穿到了学校里。所有人都很惊讶，说我怎么像突然换了一个人，昨天还包裹在宽松的衣服里，今天换了套行头就变样了，变成了气质女神！我站在办公室的镜子前，看着镜子里的自己，高挑、身材凹凸有致、精致的面孔，轻轻地说了句："瑾瑾，你回来了！这才是你自己！我爱你！谢谢你，你的这一步，让你遇见更好的自己！"

泪水哗哗地向下流！感谢徐珂老师研发的这门减重课程，感谢这次缘分！更感谢自己的尝试！

随着身材的恢复，我的精神状态更好了，喜欢上打扮，与老公也慢慢恢复了亲密关系。

我与公婆能和谐地相处，不再要求那么多，不再那么敏感，觉得他们对我不好。我看见了公婆对自己的好，也看见了自己产后的坏脾气。自愈后,我能抱着一颗感恩的心与他们相处。

我对孩子有了更多的爱和耐心。以前,产后抑郁的我一直在反问自己,既然没有心力,为何要生孩子,生了孩子又总觉得好难。自己都应付不来,再加个孩子,有时在孩子面前非常烦躁,想躲开。现在,我很感谢孩子来到我们家,促使我和他爸爸一起成长,一起面对生活的点滴。我开始关注孩子的成长过程,真正静下心去陪伴孩子。

我的父母一直陪伴在我身边,但是我以前一直忽视他们。我能感觉到,他们看着女儿消沉是看在眼里、疼在心里,只能默默地为我做力所能及的事。随着我体形的恢复,我才看见了自己,也看见了父母!看到我的转变,他们也慢慢地有了欢声笑语。

在工作中,我的状态好了很多。我对于形象的注重,学生们都看在眼里,他们说老师总是有独特的美!我的放松、快乐与接纳,让学生们愿意打开自己,找我交流,滋养彼此,让作为教师的我更有幸福感!

## 自助到助人——分享

"珂轻松"既然能帮助我,那我就能用这门学问帮助更多的人,我强烈地想把它分享给身边的人!2018 年,我减重结束后,就不断把"珂轻松"分享给身边有需要的人。

我很开心，身边有很多人通过"珂轻松"轻松减重，收获了自信、自爱，而我收获的是不同故事中人的蜕变，这让我很受滋养。我会把这门好学问分享给更多有需要的人，陪伴他们成长、蜕变！

愿大家都拥有迷人的身材，自信，魅力四射！

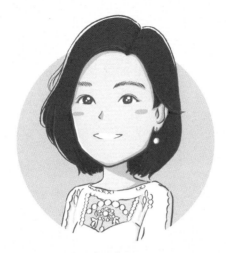

# 小月

国家二级心理咨询师

心理学高级讲师

徐珂导师嫡传弟子

扫码加好友

# 扬起心灵的风帆 /小月

每个人的生命轨迹都离不开生老病死,生命循环往复,花开花落。对于浩瀚的宇宙来说,韶华白首,只是转瞬。但是每个人的生命轨迹又是不同的,有的人少年英雄,有的人大器晚成,即使是同一个环境中的人,命运的起伏也可能完全不同。生命的意义不在于你活得多么长久,而在于你做了什么。从某种意义上来说,无论我们的生活经历怎样的起伏,我们都要去感恩、去敬畏,因为生命对于每个人来说都只有一次,生命中的每一个脚印,都值得我们回味与珍惜。

如果用一句话介绍我与众不同的地方,那就是我是一个二十三年心理学生活化的传播者和践行者。我从 2000 年就开始接触心理学,学了这个专业之后,工作也与之相关。这么多年,我一直在深耕,一直没有放弃学习,不断地丰富自己。我希望能把更多的心理学知识,以生活化、接地气的方式,带给更多的人,让更多的人去了解和接受,从而帮助更多的人。

回首与心理学的缘分,还要从高中说起。升入高中后,压抑的学习氛围一度让我有些喘不过气,甚至有些迷茫。在这个过程中,不时有同学心情不好,找我倾诉,他们觉得和我聊天后,心里会轻松很多,我在与同学互动的过程中,也收获了快乐,于是我暗下决心,要考取心理学专业,进行深入学习。高考填志愿的时候,我填的那几个志愿基本上都是跟心理学专业有关的,最终我被应用心理学专业录取。

回首这么多年的学习,特别是在认识珂珂老师后,我最大的变化就是不断地去了解自己、认识自己,然后更好地觉察自己,从而更好地去调整自己,人也逐渐变得平和,少了一些乖戾,多了一分理性。对父母、对朋友、对同事我都怀着一颗感恩的心,我认为世界是美好而充满色彩的,这让我在每一分每一秒都能感受到生命的价值与意义,然后以一个更好的状态投入工作和生活中去,同时也让我的各种关系,无论是职场关系还是家庭关系,都变得越来越融洽。以前,我跟老公沟通,有时候可能他语气不好,我就会觉得很委屈,然后陷入自己的情绪。通过跟珂珂老师学习,我才知道这背后其实是有投射的,就像"小孩无感恩,大人无委屈",我当时可能把老公投射成了父母,把对父母的要求施加到了他的身上,这对老公来说是不公平的。明白了这一点后,我慢慢收回这个投射。看见就是最好的疗愈,我可以自己成长,慢慢地疗愈自己,而不是使自己陷入情绪当中,然后去指责对方,最后破坏关系。

每个人都需要成长。人在不同的阶段,可能会有不同的困扰。

学习的过程实际上就是一个更好地看见自己的过程,使自己有更多的选择,而不会使自己陷入没有选择的境地,只能一条路走到黑。我以前一直把工作排在前面,忽略了家人,可是家人一直支持我、包容我。通过学习,我看到了其实爱一直都在,只不过我选择了我想选择的,当我觉察到谁才是我应该珍惜的人时,我愿意多去表达自己的爱,用行动去回馈家人的爱。

通过不断的学习,我在工作中越来越游刃有余。我的同事以男性居多,我在他们中间扮演着知心姐姐的角色,为他们提供心理服务,然后通过普及心理健康知识、咨询疏导,帮助他们缓解压力。2008 年汶川地震的时候,我去了一线,帮助救灾的群体舒缓情绪。回首二十年的工作经历,我把心理学知识与实践紧密结合起来,觉得非常有意义,同时,我也发现了自己角色和个性的转变,少了些许青涩,多了几分成熟;少了些许无知,多了几分睿智;少了些许轻浮,多了几分踏实……

现在我觉得遇到困扰,不要着急。允许自己有情绪,无论是正面的还是负面的,它都是有意义的。正是因为有了过往的经历,无论是欢乐的还是痛苦的,才成就了今天的自己。每一份付出都会为我带来新的收获,每一次挫折都会给我带来更加积极面对人生的热情。和大多数人一样,我一直在努力寻找生活的目标、意义,积极追求着幸福,也有过困惑。在这个过程当中,我有过微笑,也有过绝望与哭泣,但是我始终坚持着,努力改变自己。当前,我深刻地体会到,随着社会竞争压力的不断加大,很多人在心理上存在着这样或那样的问题,我切身地体会到一个人的心理问题会怎样消磨他的意志、降低他感受生活乐趣的能力,所以我希望通过专业心理知识的学习,为自己的人生积累足够的资本,尽我所能帮助那些被心理问题摧残的人,让他们能生活得轻松、快乐一些,能坦然地面对生活中的种种压力。

回首过往,我的生命中有过欢喜,有过悲伤。人们进进出出,在我的生命中扮演着不同的角色,有的退出了舞台,有的依然陪伴着我。我很感激生命,也感激出现在我生命里的人,未来,我将用自己的心理学知识帮助更多人轻松、快乐地生活。

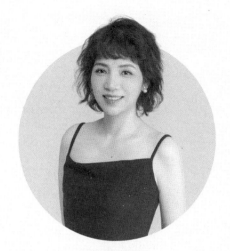

# 祥云

儿童青少年心理辅导师

家庭教育指导师

徐珂导师嫡传弟子

扫码加好友

# 心理减负的三个境界 /祥云

2020 年春季,我有点失落,一件件新衣服穿起来,看上去臃肿不堪,美感无从谈起。那时,我的体重超出了我 158 厘米身高的最佳体重——50 千克,直接飙到了 57 千克。我不止一次想到了"纤便轻细,举止翩然"的西汉美女赵飞燕,她扬袖飞舞,身轻如燕,动作轻盈。有一个晚上,我竟然梦到自己穿上了汉服,如赵飞燕般体态轻盈,醒来却发现只是一场梦。

2020 年初夏,47 岁的我,遇到了人生中的贵人——徐珂。因为她,我遇到了"珂轻松",遇到了"珂轻松"的伙伴们,我的人生从此进入了新的篇章。

我很认同王国维先生在《人间词话》里的观点:"古今之成大事业、大学问者,必经过三种之境界:'昨夜西风凋碧树。独上高楼,望尽天涯路',此第一境也。'衣带渐宽终不悔,为伊消得人憔悴',此第二境也。'众里寻他千百度,蓦然回首,那人却在灯火阑珊处',此第三境也。"

三年后,我也为自己的身心减负归纳了三个境界:"乡愁是一湾浅浅的海峡，你在这头，我在那头"，此为格格不入的第一境界；
"千呼万唤始出来，犹抱琵琶半遮面"，此为相见恨晚的第二境界；
"落霞与孤鹜齐飞，秋水共长天一色"，此为水乳交融的第三境界。

## 第一境界

　　我的工作伙伴，以及我的闺蜜，她们多少年来一直坚持减重，花了大把大把的钱在美容院，做过很多推拿、按摩。她们买了抖抖机，我也跟着买了腹部颤动中医仪器；她们买了减重套餐，我也跟着买了。然而，当我听到她们按摩后，由于肌肉酸痛而哇哇大叫的声音，看到她们在体重秤上看着数字，愤怒、无奈又失望的样子，我觉得减重这条道路如此艰难。

　　静坐下来，我觉得我与减重、苗条、美貌等的距离，化用余光中的诗，就是"乡愁是一湾浅浅的海峡，你在这头，我在那头"。只是这愁啊，不是乡愁，而是胖、肿之愁。苗条、貌美就如海峡对面的彼岸，遥不可及！

　　日子在愁苦中一天天过去了，因为工作关系，我和广西南宁同是教育工作者的彭老师联系上了，我向她倾诉我工作中的困境以及自己身心俱疲的状态。时隔快十年了，彭老师已经是中科院的心理学博士了，她向我推荐了性价比很高的徐珂老师的情绪课程。就这样，我跟珂学堂的邱丽芬老师对接上了。后来，我看到了"珂轻松"的减重海报,"吃饭还能瘦""不运动也能瘦""还能身心减负""听课打卡就会瘦"……刚开始看到这些宣传语时,我觉得肯定是骗人的,我不相信!我依然每天拖着超负荷的身体,忙碌地工作、生活。日子一天天过去了,我隐隐约约感到气喘、胸闷,总有莫名其妙的情绪涌上心头;工作中,每次有人发来文件时,我都感觉胃部会疼挛一下;我的学生时而出现过激的行为,会让我揪心。在老公、孩子面前,我似乎还是原来的我,但我知道我有需求,只是我到底需要什么,我好像已经麻木了,无从探索,也没想明白。

## 第二境界

问世间情绪为何物?我直到接触了徐珂老师关于情绪的课程,才开始了解"情绪是什么""情绪在哪里""情绪是怎么来的",才知道当情绪来敲门时,如何与情绪共舞!听着听着,我被徐珂老师深入浅出、通俗易懂的讲解吸引住了。当"珂轻松"的海报再次出现时,出于好奇心,我决定试一试,反正学费就三百多元,如果真的被骗了,就当买了件衣服!

抱着这种心态,我花了339元,报名进入了"珂轻松"的"听课打卡就会瘦"的群。我跟老公、孩子们说了这件事。我说要尝试"珂轻松"的减重法,42天过后,让他们看看我的改变!他们担心地看着我,老公说我有点肉很好,不用减肥。我跟他说自己超重了不少，感到不舒服。

接下来，我就开始听课减重了。不爱运动的我，决定第一周要一边小跑一边听课，将注意力放在了减重这件事上。我听着课程，决定从这一周开始就听从徐珂老师的建议，中午吃鸡蛋；早上吃好，但不吃碳水类的食物；晚饭吃青菜、水果或鱼虾。

吃饭的时候，我会挑着东西吃，慢慢地咀嚼食物，吃的量逐渐减少。开始，我老公担心我的身体会出问题，所以总是夹菜给我，让我多吃一点。后来，他习惯了我的饮食模式，不再盯着我吃什么。我每天站在电子秤上，看着我的体重一点一点地减下来。笑容浮现在了我的脸上，于是，我在减重群里说了我的减重成果，丽芬老师给我发来了喜报，我简直乐坏了！我走进办公室，同事眼前一亮，"冬姐，你又瘦了"！我走出办公室，隔壁办公室的同事盯着我说，"冬，你越来越瘦了"！我走到食堂，同事们羡慕地看着我单薄的肩膀和纤细的腰身，处处都有夸奖我的声音。这种感觉让我很着迷，我好像重生了。

42 天后，我打开衣柜，发现里面的任何一件衣服我都能穿，我真的特别高兴！我看到了一件蓝色的连衣裙，它是我老公买的，起码买了三年了。当初买回来时，我根本穿不进去，有好几次都准备送人了，却还是不舍。现在我竟然能够穿进去了。

有一天，我到我老公的公司取东西，一位工作人员跟我说："你老公太逗了，他跟我说他的老婆很漂亮，跟以前不一样了，我们肯定认不出他老婆了,所以先提醒我们一下!"她听了有点怀疑,但见了我之后,确实觉得我美极了! 我们两个人相互一望,哈哈大笑。是啊,我没有想到我减重成功以后,我老公竟然会这样评价我,我想他内心肯定很为我骄傲,为我瘦得这么美而发自内心地开心!

她询问我是怎么做到的,我大致介绍了"珂轻松"的方法,比如身体真的感觉饿了才吃,多吃蔬菜,食物要少油、少盐、少糖,多摄入蛋白质、多吃苹果,尤其要戒掉饮料、汤、米粥。

我按照徐珂老师的课程要求,关注自己大脑的想法,记录自己每一天的变化,为自己点赞,为自己清点收获,肯定自己!

因为我工作努力,学校工会安排我去疗养,其中一项是做全套的生化检查。我有点担心,因为这段时间我的食量减少了,不知道会不会影响到我的身体各项指标。没想到,检查结果显示每项指标都正常,至今我还保留着当时检查的那张单子。

## 第三境界

我减重成功让我异常兴奋,我做到了,我可以依靠我的决心、毅力,成为最好的自己。我不断自我肯定,忽然觉得身边的事情都不算是事了,我和自己、和这个世界和解了!

我询问丽芬老师怎样才能传播徐珂老师的学问,"来当导师吧!"于是我就成了一名身心减重导师!

跟着徐珂老师的"珂轻松"课程成功减重以后,我的心智模式发生了翻天覆地的变化!两年了,每当我回顾这个关键节点时,还是非常震惊!因为从此以后,我对工作与生活的态度变得轻松了很多。接着,我上了徐珂老师的其他线上课程,不断去学习身心轻松减负的方法,解决工作和生活中难住我们的问题。并帮助身边的亲人朋友解决心理上的问题。我看徐珂老师在各个群里回复问题、传授知识,自己也学到了很多。

我的身材越来越好,我的笑容越来越甜美。我本来不善言辞,学习"珂轻松"课程后,我的同事、朋友都能感受到我的突破。我被他们夸着,我也夸他们。我组建了轻松减重的小组群,几十个人跟着我学习"珂轻松"心理减重课程,变成了自信阳光、有力量、有智慧的人!

因为学习了"珂轻松"课程,我更坚定地从事着这份有特殊意义的职业,尽力做好该做的事,就如徐老师讲的,"值得做的事都值得做好,值得做好的事都值得做得开心"。我轻松地面对我的职业,一件事一件事地做好,得到了我的领导和同事们的认可,2022年还获得了市级的奖项!

这一切的顺利进行,源于"珂轻松"减重课程给我带来的身心不内耗、坚持、勇气、不断提升自我价值。感谢徐珂老师,我也将继续学习,将课程分享给更多的人,让更多的人受益!

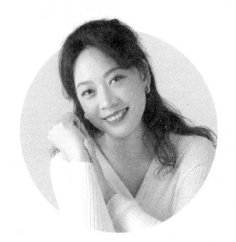

# 杨蕊

心理咨询师

Nlp执行师

徐珂导师嫡传弟子

扫码加好友

# 一次心灵的净化之旅 /杨蕊

　　2015 年的我,处于人生最糟糕的状态。婚姻正在经历着七年之痒,双胞胎儿子 5 岁。我很胖,有 150 多斤,满脸都是痘痘,看着就很恶心,自己都不愿意照镜子。每天晚上都失眠,睡不好觉,心情很烦躁,各种人际关系都很紧张。虽然我的孩子非常可爱,可我却开心不起来,我有时候还很讨厌他们,甚至还会打他们。那时候,老公刚刚开始创业,每天都很忙,忙着工作,忙着应酬。我对我的老公充满了疑心,总觉得他会背叛我,还总感觉他很嫌弃我。我还觉得我的爸爸妈妈不在乎我,嫁出去的女儿就是泼出去的水,他们根本就不理会我。跟我生活在一起的婆婆,她也只是照顾她的儿子和孙子,对我有各种不满。那一刻,我觉得生活好残酷,没有人理我,我觉得我是孤独无助的。我就记得,在一个晚上,凌晨一点的时候,我睡不着,一个人走出小区,上了天桥,看着下面的车子一辆一辆嗖嗖地过去,心想着跳下去是不是就可以结束一切了呢?反正没有人在乎我,活着也没有什么意思。

　　当我和我的好朋友说起这件事的时候,她让我去学习一下心理学,说我需要调整。这个时候,我才意识到,我的生活圈一直很简单、很闭塞、很单调,我是应该迈出脚,到外面的世界去看看了。还好,我遇到了很多很好的老师和同学,和一群志同道合的人一起走上了一条自我探索的道路。那个时候,我就想着,我学习心理学让家庭的关系变好一些,让孩子能够获得更好的教育,自己顺便考个心理咨询师。我并没有想要改变自己,我坚定地认为自己没有什么好改变的,都是别人的错,都是别人的问题,我已经做得很好了。

在学习的过程中,我发现,原来我没有那么惨,也没有那么无辜。我遇到的问题,大家都遇到过。那一刻,我才知道,原来痛苦不只我一个人有,大家都有,我就释怀了一些。后来,我慢慢学会了去接纳现状,人际关系有了微妙的变化,可是在别人看来,我是装的!

真正让我发生巨大变化是在 2020 年。因为疫情,我对生命有了更深刻的体会,我对家人、对亲情有了更多的牵挂和不舍,对自己也有了新的追求! 我想为自己做点事情,就是减重。我用了 60 天的时间,从 138 斤减到了 114 斤,这真的是一件很了不起的事情! 减重对于女人而言,真的是终身追求的事业。从我知道自己胖开始,我就一直在努力减重,上学时、工作时、生完孩子后一直在减重,市场上的产品,不说 100% 用过,至少有 70% 我是用过的,效果都很一般。

在参加"珂轻松"减重营的时候,我还在疑虑,我学心理学那么多年了,怎么从来没有想过用心理学的方法来减重呢?我抱着好奇、怀疑的态度,在营里待了十几天,纯属观望,直到有伙伴不断地发瘦下来的消息,我才知道,原来听课真的可以减重啊!眼看着42天就要过半了,我才开始减重。在这个减重的过程中,我减掉的不仅仅是身上的脂肪,还有我看不见的心灵层面的包袱。

大家都知道,减重嘛,首先要管住嘴,对吧?可是怎么才能管住嘴呢?在你想吃的那一刻,你肯定是有想法的,吃这个行为被我们赋予了太多的意义,我分享一下吃对于我的意义。

我小时候家庭条件不是很好,和弟弟在一起吃东西时要靠抢,所以我吃东西就特别快,因为害怕吃不着。通过听课,带着觉察,我发现现在我不需要抢就可以吃到我想吃的东西了,就慢慢地把吃的速度降下来了。吃得慢了,才会去品尝食物的味道,才会觉察到自己有几分饱。吃得太快的话,等意识到的时候,就已经很撑了。

我有很多时候并不是饿了才去吃。我无法拒绝别人给我的好吃的,即使我不饿,也会把它接过来吃掉。后来才知道,我的逻辑是我接受了你给我的东西,我吃了就代表我接受了你给我的爱。吃是我的一种表达爱的方式,所以我不太会拒绝别人给我的吃的,尤其是家里人。我就记得过年的时候,我婆婆知道我喜欢吃饺子,她会在冬天的早上起来包饺子给我吃,我可以吃60个,我认为吃就是代表我爱她。所以在整个减重的过程中,听课很重要,听课就像是一个引子,让我更好地去看见我自己内在的需求。我觉得我减重不只是减掉了身上的肉,更多的是减轻了我心灵上的重负。

通过这种方式减重成功,我更加自信了。当我拥有想瘦就瘦的能力时,就有了想吃就吃的自由。

通过减重,我也看见了自己的生活模式和习惯,这是自我疗愈的开始。以前,我不知道怎么了,就是不舒服,就是对什么都提不起兴趣。我原来是比较懂事的,喜欢照顾别人,我明明很辛苦,可我不觉得辛苦,我还会因为家人被我照顾了而洋洋自得,觉得自己很了不起。其实这个时候自己已经很累了,可是我却不懂得休息,这也就是我们所说的不会爱自己,照顾了别人,唯独把自己给忘记了。看见就是疗愈的开始,慢慢地,我放下了,谁的责任谁承担,我不会再用这种方式去证明我存在的价值和意义了。

我们很容易对伴侣有很多的期待,希望对方按照自己的想法来行事,专业术语叫作"投射"。当我们收回投射,把期待放在自己身上时,会发现夫妻关系变得和谐融洽了。很多人对父母有一种傲慢的心理,从内心觉得父母不如自己,当你看低父母的时候,你和父母的关系就会越来越疏远。学会在父母面前做孩子,尊重父母,心就会慢慢地靠近父母,关系也就会慢慢变好。

我在自己减重成功之后,向徐珂老师申请做珂轻松减重授权导师,在一年半的时间里,一共开了 13 期"42 天减重训练营",直接服务了 100 多位学员,最厉害的一位学员在 42 天里一共减重了 23.6 斤。在服务他们的过程中,我感受到了用生命服务生命的成就感。有位 62 岁的叔叔身高 1.92 米,体重 200 斤,超重了,对他的健康产生了很大的影响。他的女儿看到了我的朋友圈,推荐他来参加。一开始我是拒绝的。我认为,爸爸妈妈那一代人已经很辛苦了,都 60 多岁了,就愉快地享受生活吧,别折腾了。但她坚持让她爸爸试一试,说万一真的瘦了呢,瘦了对爸爸的健康有利。在这过程中,我看到的是女儿对爸爸的爱,还有爸爸对女儿的爱。女儿每天都会问一下爸爸:"你打卡了没有?"爸爸每天都会手写笔记,拍给女儿看。我觉得他们父女的互动很温馨,爸爸完成打卡,女儿点赞肯定,爸爸再夸夸女儿,真好!这个父亲顺利减重 20 斤,这对他来讲是一个比较合适的体重,他很满意。这个父亲很喜欢旅行,每一次去旅游的时候,都会发很多美食图片到朋友圈,再加上一句话——"我尽管吃,可我没有胖哦。"他掌握了想瘦就瘦的能力之后,就有了想吃就吃的自由。

这个个案给我的启发就是——人生不设限。不管你现在多大年纪、在干什么、在哪里,只要你愿意改变,一切皆有可能。

在帮助学员减重的过程中,我看见了我的情绪,我看见了我的身份,我看见了我内心很多的不舍,我也看见了我不接纳自己……我们都说要学会爱自己,爱自己的第一步就是看见自己。你愿意看见自己,看见自己的内在需求并满足自己,这就是爱自己的开始。

我特别感谢徐珂老师。我学习了她很多的课程,她的课程"情绪营"让我了解了什么是情绪、怎么对自己的情绪进行管理。加入女性能量工作坊后,我才发现原来我对自己的女性身份是不接纳的,一直是以"女汉子"的身份活着的,所以我很辛苦。我也解决了一直以来跟父母之间最严重的问题——重男轻女。我始终认为我的父母都是重男轻女的,偏心我弟弟,不爱我。因为这个原因,我可以几年不主动跟我父母讲话,不愿意理他们。尽管他们养育我成人,但是我还是因为他们重男轻女而记恨着他们。女性能量课程让我找到做女人的勇气,获得了更多资源,更好地做妻子和母亲,让我在家庭系统里面更加轻松地生活。

减重成功,需要依靠自己的力量,通过觉察,净化自己的心灵空间,同时顺便把肉减下来,让身心变得轻盈,这是我觉得我做过的最厉害的事情。现在的我,愿意和自己相处、愿意停下来,觉察自己内在的声音和状态,接纳自己,接纳老公,接纳孩子,也接纳父母。在工作过程中,我知道哪些是我需要做的事情,并且愿意全力以赴地去完成它,这就是我现在的状态。虽然我还是会发脾气,还是会难过、失落,还是会伤心,但是,我会很快地知道,这些情绪给我传递的信息是什么。

我的成长之路走了7年。在这7年里,我痛并快乐着。很多时候,我会觉得苦,会觉得累,甚至会有想放弃的念头,可是每一次苦累之后的变化所带给我的喜悦,让我觉得一切付出都是值得的。

我通透吗? 还没有。我迷茫吗? 还有点。继续向前吗? 是的,我要勇往直前!

# 附　录

## 徐珂导师珂轻松授权减重导师总表
## （截至 2023 年 8 月）

第一期

| | | | | |
|---|---|---|---|---|
| 翟国峰 | 邓茜颐 | 王秀娟 | 袁梦 | 施秋生 |
| 卓珍珍 | 查晓芳 | 刘春霞 | 张立平 | 胡雪燕 |
| 李春 | 高燕清 | 鲁菊 | 胡晓璐 | 田甜 |
| 杨寅 | 李芳 | 李绿漪 | 王静 | 郑琪 |

第二期

| | | | | |
|---|---|---|---|---|
| 范国玲 | 王徐伟 | 李庆娟 | 王建萍 | 寇小艳 |
| 高萱 | 冯国旭 | 姜微 | 齐会芳 | 赵莉 |
| 孙玉岩 | 张冬梅 | 王欢 | 赵原中 | 邹燕 |

第三期

| | | | | |
|---|---|---|---|---|
| 李翠晶 | 肖雪梅 | 孙李欣芸 | 高文 | 汤小静 |
| 陈雅鑫 | 胡蓉 | 陈学蓉 | 邓艳 | 李佩雯 |
| 李丽敏 | 黄素容 | 杜小骋 | 舒晓燕 | 刘玉红 |
| 赵丽娟 | 殷利兵 | 杨艳平 | 郭艳雪 | 刘佳 |
| 曹慧 | | | | |

## 第四期

| | | | | |
|---|---|---|---|---|
| 周燕璇 | 侯燕 | 啜媛媛 | 李蓉 | 史雅楠 |
| 陈莉 | 耿培英 | 王燕 | 郑娜 | 耿海英 |
| 万爱华 | 蒋真 | 赵巧玲 | 万安娜 Anna Wan | 张蓓 |
| 胡湘韵 | 陈晓娟 | 黄莹 | 莫立霞 | 江林妹 |
| 孙玉珍 | | | | |

## 第五期

| | | | | |
|---|---|---|---|---|
| 罗杰 | 钱佩华 | 蔡淑芬 | 姚玉婷 | 牛燕利 |
| 于凌云 | 黄萍 | 顾涛 | 梁慧珊 | 张亚文 |
| 庞婷 | 赵媛媛 | 逄翠林 | 王佳 | 张京凯 |
| 纪色斐 | 钱俊梅 | 姜霞 | 冼绮玲 | 胡锦宏 |

## 第六期

| | | | | |
|---|---|---|---|---|
| 李娜 | 高倩 | 石春艳 | 郝江华 | 于孔荣 |
| 蔡丽丽 | 刘柳林 | 侯书英 | 陈晓兰 | 主美玲 |
| 耿丽雅 | 段润红 | 许少准 | 梁继宏 | 何晓青 |
| 王京 | 荆文君 | 王静 | 邱孝莲 | 曾小艳 |

## 第七期

| | | | | |
|---|---|---|---|---|
| 曹玉红 | 莫晃有 | 林婷婷 | 肖婉婷 | 李代静 |
| 李春美 | 张磊 | 杨然 | 方杏芳 | 李姗姗 |
| 江丹华 | 李兆颜 | 车芳璐 | 易娟 | 张逸星 |
| 黄永娴 | 林玩凤 | 杨蕊 | 卢光芹 | 张青婷 |
| 刘春萍 | 朱虹 | | | |

第八期

| 王曼 | 赵秀莲 | 于秋 | 汪闽菊 | 李杰 |
| --- | --- | --- | --- | --- |
| 吴琼 | 邢桂贤 | 刘春影 | 董菲 | 宋田田 |
| 张缦莉 | 陈燕乐 | 孙茜 | 刘彦 | 周芬 |
| 杜艳辉 | 李颖 | 杨振霞 | 李妍芝 | |

第九期

| 徐学慧 | 李淑莲 | 马于堃 | 王红丽 | 柏伟丽 |
| --- | --- | --- | --- | --- |
| 吴胜琴 | 谢清爽 | 唐浏莹 | 于亚芹 | 沈玉莲 |
| 张英杰 | 孙颖 | 李晔 | 李光云 | 陈卉 |
| 赵黔萍 | | | | |

第十期

| 乐娟 | 刘泓霭 | 秦悦 | 何维 | 刘会 |
| --- | --- | --- | --- | --- |
| 王璇 | 方武彬 | 宁豆豆 | 李凡 | 孙敏 |

第十一期

| 严彩茶 | 张红 | 许冬云 | 刘绪红 | 李淑君 |
| --- | --- | --- | --- | --- |
| 朱红 | 邢妍 | 蔡素梅 | | |